病院ではコレが常識！

医師の
お作法123

日経メディカル編

Contents

当直のお作法

緊急時のお作法

救急車に関するお作法

社会人としてのお作法

文書のお作法

処方のお作法

カルテのお作法

新入りとしてのお作法

先輩・上司へのお作法

他院の医師へのお作法

他職種とうまくやるためのお作法

見た目のお作法

学会でのお作法

宴会のお作法

バイトのお作法

SNSのお作法

本書の使い方

● 本書では、新人医師が病院で勤務を始めるにあたって、社会人として知っておきたい常識やルールをまとめました。名刺の渡し方や宴席での上座はどこかといった一般的なマナーから、患者や患者家族との接し方、院内スタッフとの上手なコミュニケーション術、診療上のTipsまで、医師として働く上で必要とされる基本知識を幅広く収録しています。初期研修医をはじめとする若手医師を主な読者として想定していますが、指導医の先生方もぜひ若手医師指導の参考書としてご活用ください。ベテラン医師の先生方にも、肩の凝らない読み物としてお楽しみいただけます。

● 123個のお作法の冒頭に記した「お作法ランク」は、先輩医師からの支持の度合いを示しています。Aランクは支持の多かったもの、Cランクは支持が少なかったもの、Bランクはその中間です。

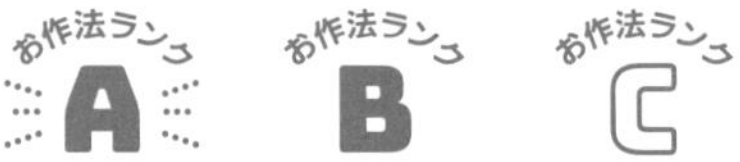

● 123個のお作法の選定は、次のような手順で行いました。

①月刊誌『日経メディカル』および若手医師向け季刊誌『日経メディカルCadetto』(現在は休刊中)に掲載された記事、ウェブサイト『日経メディカル Online』『Cadetto.jp』に掲載中の記事やコラム、日経メディカルから発行した書籍などから、お作法の候補を多めに抽出。

②日経メディカル Onlineの医師会員を対象に、2020年2月にWebアンケートを実施。編集部が抽出したお作法の候補を調査票に列挙し、「先輩医師として、若手医師に知っておいてほしい『医師のお作法』をいくつでも選んでください」と回答を求めた。

③調査で多くの支持を集めたお作法候補の中から123本を選定。支持の多い順に並べて概ね3分割し、AからCまでの「お作法ランク」を決定。

④候補抽出時に参照した記事を再編集したり、編集部が改めて取材をし

て、123本のお作法を記事化。アンケートの自由記述欄に寄せられたコメントの一部を「先輩医師から一言」として掲載した。

先輩医師から一言

> 診断書には、その時点で正しいと判断したことを記すべき。患者や他の医師などの要求による虚偽内容を入れてはならない。
> （50歳代病院勤務医、精神科）

> 診断書は公式文書なので、患者の希望で手心を加えた場合、お縄になる可能性がありますのでご注意を。
> （50歳代診療所勤務医、整形外科）

● それぞれのお作法には、参考資料として、日経メディカル Online内の関連記事や公的資料、論文情報などを掲載しました。個々のお作法について、さらに深く学びたい場合にご参照ください。日経メディカル Onlineの関連記事をご覧いただくには、GoogleやYahoo!の検索エンジンで「日経メディカル」と記事タイトルの一部でアンド検索（①）するか、下のQRコード（②）から日経メディカル Onlineに入り、ホームページ画面上部にある「サイト内検索窓」から記事タイトルで検索してください。

①の例：日経メディカル Online内で「小児の急性中耳炎」の記事を検索するなら…

日経メディカル　小児の急性中耳炎　検索

②日経メディカルOnlineにはスマートフォンからこのQRコードでアクセス
https://medical.nikkeibp.co.jp/

■日経メディカルとは…
1972年に創刊した臨床医向け月刊誌。関連サイトに「日経メディカル Online」（https://medical.nikkeibp.co.jp/、会員登録制：無料）。

■日経メディカルCadettoとは…
U35（35歳以下）の若手医師を対象とした季刊誌（2006年から2015年まで発行、現在は休刊中）。関連サイトに「Cadetto.jp」（http://cadetto.jp/、会員登録制：無料）。Cadettoは、長男ではない息子、弟などを意味するイタリア語です。

001

患者対応のお作法①

お作法ランク A

患者は原則、名前で呼ぶ

患者やその家族と良好な関係を築くことは、医師にとって大切な仕事の1つだ。そのために、まず重要なことは、「相手に失礼と感じさせない」こと。そのために心掛けたいのは、まず患者をきちんと名前で呼ぶことだ。特に、高齢患者に「おじいちゃん」「おばあちゃん」と話しかけるのは、ご法度。本人は、まだまだ若いと思っていることも多いし、高齢者とひとくくりにされたくないだろう。その人を尊重する意味でも、名前を正しく呼ぶようにしたい。

また、患者に対しては原則として敬語で接するのがいい。ある医師を対象としたアンケートでは、失言だったと反省していることの第1位が「患者へのため口」だった。ため口は、ときには親しみを感じさせ、距離を縮めるきっかけになることもあるが、患者がどう受け止めるかは難しいところ。特に、若手が使って許される場面は、実は少ない。もちろん例外はあるが、基本は「ため口は極力控えるべき」と考えた方がよさそうだ。

●参考資料

『医者のひみつ　日経メディカルCadetto愛蔵版』（日経BP、2015年）

先輩医師から一言

目上の人に対する礼儀。
（50歳代診療所勤務医、一般内科）

おとうさん、おかあさん、おじいちゃん、おばあちゃんって……あんたとは他人だよ！
（60歳代診療所勤務医、一般内科）

002

患者対応のお作法②

お作法ランク A

イラッとしたときほど 丁寧に診察と説明をする

提案者 **鋪野 紀好**氏、**生坂 政臣**氏（千葉大学医学部附属病院 総合診療科）

医師も人の子、患者に対して「どうも、この患者は苦手だなあ」と思うこともあるだろう。しかし、そんなときほど要注意。患者に陰性感情を持ったときには、重篤な疾患の見逃しやトラブルが起こりやすいからだ。

例えば、ある男性患者が左後頸部痛を訴え受診してきたとしよう。その日、外来は混み合っており待ち時間が長くなっていた。その患者は、診察室のドアを乱暴に開け、「一体いつまで待たせれば気が済むんだ！」と怒鳴りながら入ってきた。患者は、2日前から左後頸部の持続的な痛みで夜も眠れなくなり、市販の鎮痛薬も無効であるため受診したとのことだったが、建設作業員の後頸部痛という点から、直感的に頸椎症と判断。頸椎レントゲンを撮影し鎮痛薬を処方して帰宅させたところ、その日の夜間、患者は心停止で救急搬送されてきた。精査の結果、頭動脈解離によるクモ膜下出血で、緊急手術により一命をとりとめた。頭痛は、警告出血であった可能性が考えられた。

イライラが診断エラーにつながる

このケースでは、怒鳴り込んできた患者に対して医師は、「イライラするな、嫌だな」と感じ、その場を早く収めることに注意がそがれてしまっていた。冷静に分析していれば、「夜も眠れない痛み」「市販の鎮痛薬も無効」「頸部の圧痛や可動域制限なし」という点は、頸椎症に合致しないと分かる。陰性感情を抱いた場合、分析的思考がシャットアウトされ、直感的思考に依存した診断推論に頼

表1 CALMER Approach[1]

陰性感情を抱いた場合、以下に沿って診察し、振り返りを行う。

- Catalyst for change（行動変容を起こすための助言をする）
- Alter thoughts to change feelings
  （陰性感情の理由を考察し、診察への影響を考える）
- Listen and the make a diagnosis（イライラした時こそじっくり話を聞く）
- Make an agreement（ちょっとしたことでも同意をする）
- Education and follow-up（次の診察までの目標をたてる）
- Reach out and discuss feelings（同僚とシェアする）

りがちとなり、診断エラーに結びつきやすくなると考えられる。このように、担当医に強い陰性感情を引き起こす患者（Difficult Patient）[2]に遭遇すると、医療者は診断エラーに陥りやすい[3]。

患者に陰性感情を抱かないことは難しいが、それをコントロールするためのスキルはある。その1つは「CALMER Approach」[4]だ**表1**。患者にイライラしたときには、陰性感情を抱いていると自覚し、イライラの理由を考察したり、診察への影響を考える。また、イライラしたときこそじっくり話を聞いたり、ちょっとしたことでも同意するなど、意識して丁寧に診察や説明を行う。

患者に陰性感情を抱いた場合、分析的思考がそがれ、直感的思考に依存した診断推論に頼りがちになり、その結果、診断エラーが惹起される恐れがあることを、強く認識してほしい。その場合にはよりリスクを意識していつもより丁寧な診察を心掛けよう。陰性感情を上手くマネジメントする方法を獲得し、診断エラーに立ち向かってほしい。

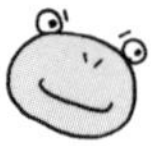

患者に対する陰性感情はコントロール可能

診断エラーは、症例の10〜15%に生じることが知られており[5]、米国では診断エラーによる死亡が死因の第3位と推計されているほどだ[6]。こうした診断エラーは近年、診療に携わった医師の能力や行動の問題であるものの、医療提供システムの中にある問題（システムエラー）であると捉えられるようになってきた[7)]。システムエラーは、特に診断プロセスで重要となってくる情報収集、情報統合・解釈、暫定診断に大きく関与する[8)]。

システムエラーを招き得る要因として、医療資源（設備、人手、時間など）の不足、過剰な労働、ストレス、疲労、患者に対する陰性感情などが代表的だ[8)]。医療資源の不足や過剰な労働は、個人で解決するのが難しいが、患者に対する陰性感情についてはある程度コントロールが可能だ。

●参考資料

1）日経メディカル Online：診断エラー学のすすめ◎システムエラーに立ち向かうには？ 陰性感情をコントロールするスキルを獲得しよう（2019/04/17）

2）N Engl J Med 1978;298:883-7.

3）BMJ Qual Saf 2017;26(1):19-23.

4）Am Fam Physician 2013;87(6):419-25.

5）JAMA 2003;289(21):2849–56.

6）BMJ 2016;353:i2139.

7）Clin Chim Acta 2009;404(1):2-5.

8）Arch Intern Med 2005;165(13):1493-9.

9）Acad Med.1999;74(10 Suppl):S138-43.

先輩医師から一言

怒りを患者さんの前で出さないように、丁寧に説明することを心がけるように指導しています。
（60歳代診療所勤務医、総合診療科）

診療中に患者の対応でイライラした時こそ、より丁寧に対応してあげると自分が冷静になれます。
（50歳代病院勤務医、一般内科）

003

患者対応のお作法③

お作法ランク A

聞きにくいことは「大切なことなのでうかがいますが」と前置きする

提案者 岸田 直樹氏
（総合診療医・感染症コンサルタント／北海道科学大学薬学部客員教授）

「女性を見たら妊娠していると思え」――。医師の間では格言のように伝えられえている言葉だ。レントゲン写真を撮る際や催奇形性のある薬など妊婦に禁忌の薬を処方する際には、必ず妊娠の有無をはっきりさせる必要がある。

しかし、女性に妊娠の有無を確認するのは、案外気を遣うもの。腹部に視線を向けながら言おうものなら、「お腹が出ているということですかっ！」と気分を害されることもある。患者の気分を損ねずに上手に聞くには、最初に「大切なことなので伺いますが」と前置きをすること。医師が妊娠の有無にこだわるのは検査や薬を考える上で非常に重要なことだと、患者に知ってもらうのだ。

その上で、「100％、妊娠していないと言い切れますか」と確認する。そして、「もし、100％妊娠していないと言い切れないのであれば、妊娠検査を行い妊娠していないことを確認させてください」と話す。最終月経を聞くという手もあるが、はっきり覚えていない女性もいるし、子宮外妊娠の場合には生理様の不正出血があり、それを最終月経と勘違いしている可能性もある。

他に、患者が気分を害しやすい質問として、職業歴がある。自分の職業を人には言いたくないという人は少なからずいる。性感染症や環境が影響する呼吸器疾患などを疑い、職業を尋ねるような場面でも、「大切なことなので教えてください」と前置きするようにしよう。

004

患者対応のお作法④

お作法ランク A

「肺浸潤」「肋膜」など古い呼び名を知っておく

「昔、肋膜にかかってのぉ……」。そんな“病名”を高齢の患者が口にすることがある。呼吸器内科医ならこの“病名”にピンと来るはずだが、特に若手医師の中には知らない人も多いだろう。

「肋膜（ろくまく）」とは「結核」のこと。結核は昔、肋膜、瘰癧（るいれき）、肺浸潤などと呼ばれていた。若い頃に結核に罹患した高齢者では、これらの言葉を覚えている人もいる。結核を疑って、その既往を確認しようとして「昔、結核にかかったことはないですか」と聞くと否定する患者が、「肋膜や瘰癧、肺浸潤などの胸の病気にかかったことはないですか」と聞くと「ああ、それなら昔、やったことがある」と教えてくれることがある[1)]。

「結核」を、肋膜、瘰癧、肺浸潤などと表現していたのは、なぜか。それは、結核が不治の病であり忌むべき病気だったからだ。結核に対する偏見も強く、医師も患者も「結核」という言葉を使うのを避けていたのだろう。

ちなみに、肋膜（肋膜炎）は、壁側胸膜に見られる結核性病変のことを肋膜結核種と呼んだことに由来するらしい。結核性胸膜炎の症例に胸腔鏡検査を行うと、胸腔内部には肥厚した胸膜が観察され、ここの炎症が初期悪化時に増悪することが知られている。この一連の病態を「肋膜結核種」と名付けたのだ[2)]。ゆえに、当時は結核性胸膜炎全般のことを「肋膜」「肋膜炎」と呼んでいた。

こうした古い呼び名を知っておくとともに、それらの呼び名が使われていた背景も理解し、その言葉を使う高齢者の心情を慮って診療に当たりたい。

●参考資料

1） 日経メディカル Online:倉原優の「こちら呼吸器病棟」◎肋膜、瘰癧、肺浸潤って何のこと？(2020/01/03)

2） 宮本 忍．肺切除．南江堂，1953；51-2.

005 患者対応のお作法⑤ お作法ランク B

治療費の値引きをしてはいけない

「今月は、厳しくて……。先生、医療費ちょっとまけてよ」——。患者から、こんな風にお願いされたら、少しくらいならまけることが可能なのだろうか。

答えは「否」。保険診療は、保険者と医療機関と被保険者の3者で、法律で定められた契約関係に基づいて行われるものであり、医療機関だけで一方的に割引サービスを行うことはできない。

また、診療報酬として定められた額を請求しないことは、経済上の利益の提供と考えられ、療養担当規則（保険医療機関及び保険医療養担当規則）違反となる 表1 。つまり、行った診療行為に対する報酬は、確実に請求しなければならない。例えば、薬を14日分で処方していながら、15日分の薬を出すといった“オマケ”はNGだし、10日分の薬代しかもらわないのもルール違反。また、検査をしたが、結果的に必要がなかったような場合に、お金をとるのは申し訳ないと考えてその分は請求しない、といったことも許されない。

表1 保険医療機関及び保険医療養担当規則の第2条4の2（抜粋）

経済上の利益の提供による誘引の禁止

保険医療機関は、患者に対して、一部負担金の額に応じて収益業務に係る物品の対価の額の値引きをする等、健康保険事業の健全な運営を損なうおそれのある経済上の利益の提供により、自己の保険医療機関において診療を受けるように誘引してはならない。
また、事業者又はその従業員に対して、患者を紹介する対価として金品を提供する等、健康保険事業の健全な運営を損なうおそれのある経済上の利益の提供により自己の保険医療機関で診療を受けるように誘引してはならない。

●参考資料
厚生労働省：保険診療の理解のために 医科（令和元年度版）
https://www.mhlw.go.jp/seisakunitsuite/bunya/kenkou_iryou/iryouhoken/dl/shidou_kansa_01.pdf

006

患者対応のお作法⑥

お作法ランク
B

謝礼金は受け取らない

患者が胃癌の手術をして無事退院することになったとき、「先生のおかげで命拾いしました」という言葉とともに、封筒に入った現金を謝礼として渡された――。

最近でこそ減ってはきているものの、手術や入退院の際に医師に謝礼を渡す患者は存在する。こちらはすべきことをしただけだが、患者にしてみれば医師は命の恩人だ。その感謝の気持ちを何らかの形で伝えたいと考えるのも無理はない。では、そんなとき、どう対応すべきだろうか。

どうしてもと言われ断れない場合も

日経メディカル Onlineで、会員医師を対象に行った調査では（有効回答数は258人）、謝礼金を渡されたときに「患者の気持ちを尊重し、基本的に受け取

図1
患者から謝礼金を渡されたときの対応

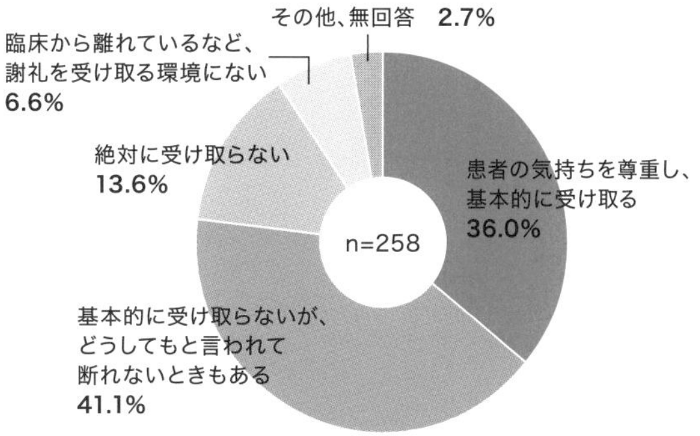

表1 「基本的に受け取る」とする医師の意見

◆ 感謝の気持ちであり、医療に十分自信があれば受け取るのは当然。
（20歳代、内科）

◆ 勤務医にとっては、医師の技量による報酬上の差がないため、必要悪と考える。　（40歳代、整形外科）

◆ 研修医時代は、正直ありがたかった。薄給だったので…。何が何でも全部お断りというのも失礼な気がする。実際、主治医にきつく固辞されて泣いてしまっているご家族も見かけた。　（30歳代、内科）

◆ 謝礼は必要ないと考えるが、「受け取る」「受け取らない」で押し問答になるのもいやなので、出された時は受け取ってしまうことが多い。
（40歳代、脳神経外科）

◆ 感謝の気持ちとして考えており、基本的には断らない。しかし、そのことによって特別扱いすることはない。
（30歳代、精神科）

◆ 医師側から要求しなければ、断る理由はない。　（50歳代、内科）

◆ 押し問答になるため、断りにくい。謝礼は医学書などに充てて勉強させていただいている。
（40歳代、内科）

表2 「絶対に受け取らない」とする医師の意見

◆ 比較的閉鎖的な地域の病院に勤務しており、受領してしまうと噂が広まってしまう恐れがあるので受け取らない。　（30歳代、内科）

◆ 精神科の患者の中には働けない人が多いし、患者同士のつながりも強いので、公平性も考えて謝礼金は一切受け取らない。『お給料はちゃんともらっているから心配しないで』と言うと分かってもらえる。
（40歳代、精神科）

◆ 金銭、商品券は受け取らない主義。品物も原則的に受け取らない。病棟にも掲示し、私が科の責任者になってから、患者からの謝礼を禁止したので、患者側でも特にそのような行為を必要と感じていないようだ（20年前からの取り組み）。ただし、おばあさんが手作りのお餅や食べ物を持ってきた時は、今後は不要と伝えていただく事はある。看護師も、高価でないお菓子の類は、断りきれずいただいているようだ。
（50歳代、眼科）

る」と答えた医師は36.0％だった。また「基本的に受け取らないが、どうしてもと言われて断れないときもある」と答えた医師は41.1％で、合わせると77.1％が患者からの謝礼を受け取るという結果だった図1。

「基本的に受け取る」という医師たちの自由意見を見ると、「謝礼は患者の感謝の気持ちの表れであり、謝礼の有無によって特別扱いすることもないので、素直に受け取ればいい」とする意見が多かった。また、「謝礼は必要ないと考えるが、『受け取る、受け取らない』で押し問答になるのも嫌なので、出された時は受け取ってしまうことが多い」といった声も多数あった**表1**。

一方、絶対受け取らないとする医師の意見は、一度受け取ると噂として広まる恐れがあるという意見や、患者同士のつながりも強く公平性も考えて謝礼金は一切受け取らないなど、患者や地域の中で「あの医師は謝礼がいるらしい」といった意図せぬ噂が流れるリスクを指摘する声が見られた**表2**。

金銭、商品券は受け取らず、品物も原則的に受け取らないと決めていても、患者はいろいろな形で感謝の気持ちを伝えようとしてくる。現金や商品券、高価な品物などは断るという人でも、患者の家で取れた野菜や心尽くしの品物などは、断ることで人間関係を悪くする恐れもあり、ありがたくいただくこともあるという。

病院によっては、患者や家族からの謝礼は一切受けないというルールを設けているところもある。そうした場合は、断りやすい。病院のルールを確認するとともに、ルールがない場合には、自分なりのルールを決めておく必要がある。

●参考資料

日本医師会「医の倫理の基礎知識 2018年版」【医師と患者】B-14. 患者からの謝礼

日経メディカル Online：REPORT◎患者からの謝礼金、受け取る医師が8割 謝礼の“相場”は10万円未満（2007/05/24）

先輩医師から一言

時代が変わった。
（40歳代病院勤務医、麻酔科）

若い時の習慣はその後の人生を決める。
（50歳代病院勤務医、救急科）

医師の倫理観を常に心に留めておく。患者優先、患者の立場に立つ、慣例的でも謝礼は受け取らない、規則は守る。
（70歳代病院勤務医、麻酔科）

お金は原則受け取らない。バレンタインのチョコや旅行のお土産などは受けとってもいいと思う。
（50歳代病院勤務医、整形外科）

相手につけ込むスキを与える。
（50歳代病院勤務医、一般内科）

患者の経済状態を考える。裕福な者から受け取ったとしても、そうでない者に知れると肩身を狭くさせる。（70歳代開業医、一般内科）

007

患者対応のお作法⑦

お作法ランク **B**

患者に「かぜに抗菌薬は必要ない」を主張しすぎない

提案者 **岸田 直樹**氏
（総合診療医・感染症コンサルタント/北海道科学大学薬学部客員教授）

ウイルス性の上気道炎、いわゆるかぜに抗菌薬を出さないというのは、医師の世界では常識だ。一般にも随分浸透してきているように思うが、それでもかぜで抗菌薬や点滴を求める患者は少なくない。

そんな患者や家族に「細菌性でない限り抗菌薬は意味がありませんし、脱水を起こしていない限り点滴をする必要はありません」と言って、耐性菌の話などを懇切丁寧に説明しても、「分かりました。それでも……」と食い下がる患者や家族も少なからずいる。

そんなとき、「だぁかぁらあ……」と患者や家族を説得したくなる。実際、救急外来で、医師「だからですね……」患者「でも…」といった押し問答を延々と繰り広げる研修医はいる。

そんな研修医たちには、忙しい救急の現場で、しかも信頼関係のできていない"一見（いちげん）の患者”を説得して正しい医療を啓発するのは、無理な場合が少なくないことを知ってほしい。

なぜ、患者が受け入れないか。説明がイマイチで、患者の納得が得られていない場合ももちろんあるが、多くの場合には納得できないのではなく、納得はしていても受け入れられないのだ。

その患者は「かぜをひいたら抗菌薬を飲む」という医療体験を長年してきている。それを見ず知らずの一介の医師が一瞬で変容させることは、まあ無理だと思った方がよいだろう。

受け入れるには時間がかかる。そして、信頼関係がないと、行動変容を起こさせることは難しい。説明ではなく、信頼が必要なのだ。

今回は“負け”ても、次につながる一言を

しかし、そう言うと、研修医から「じゃあ、先生は患者に屈するのですか」と迫られることがある。研修医にしても、患者に負けたような気になるのだという。

そんなときのための魔法の一言は、「では、今回は出しておきますが、次のときには、少し考えてみてくださいね」だ。今回、説明したことは、かぜの患者が抗菌薬を欲しがらなくなるための第一歩であり、決して無駄なことではないと考えることができる。

患者に正しい医療を受けてもらうことは大切だが、無理は禁物。たった1回のアプローチでは行動変容を期待できないことを知り、バトることは避けるようにしよう。

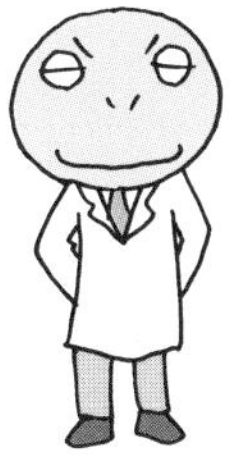

先輩医師から一言

患者は講義を受けに来たのではない。安心をもらいに来たのだ。薬は安心を与えるための道具にすぎない。
（40歳代病院勤務医、脳神経内科）

細菌感染を併発することがあるので、抗菌薬を処方した方がよいこともある。
（60歳代病院勤務医、救急科）

008

患者対応のお作法⑧

お作法ランク
B

患者に「あの薬局で薬をもらってください」と言ってはいけない

外来患者に院外処方箋を発行した際に、「すぐ近くに薬局がありますから、そこで薬をもらってください」と患者に説明してはいないだろうか。実はその説明は、患者を特定の薬局に誘導することになり、療養担当規則（保険医療機関及び保険医療養担当規則）違反となる。

療養担当規則とは、正式には「保険医療機関及び保険医療養担当規則」で、健康保険法などにおいて、保険診療を行う上で保険医療機関と保険医が遵守すべき事項として定められた厚生労働省令だ。

療養担当規則では、患者に対して、特定の保険薬局を名指しして、そこで調剤を受けるように指示したり、指示を行った見返りとして、保険薬局から金品などを受け取ることを禁止している（第2条の5、第19条の3、表1）。

患者から尋ねられたらリストを提示

とはいえ、患者から「どこで薬をもらえばいいのか」と聞かれることもあるだろう。例えば、夜間や休日などで病院の周りの薬局が開いていないときに救急外来を受診した患者や、在宅療養を行う患者などで、対応してくれる保険薬局が分からないといった場合だ。

そうしたときには、複数の保険薬局が記載されたリストなどを提示して、患者に選んでもらうようにするのが原則だ。保険薬局を選択するのは、あくまでも患者でなければならない。病院では、患者が選択できるよう、選択肢を提示する

表1 保険医療機関及び保険医療養担当規則（抜粋）

第2条の5 保険医療機関は、当該保険医療機関において健康保険の診療に従事している保険医の行う処方せんの交付に関し、患者に対して特定の保険薬局において調剤を受けるべき旨の指示等を行つてはならない。 2 保険医療機関は、保険医の行う処方せんの交付に関し、患者に対して特定の保険薬局において調剤を受けるべき旨の指示等を行うことの対償として、保険薬局から金品その他の財産上の利益を収受してはならない。
第19条の3 保険医は、処方せんの交付に関し、患者に対して特定の保険薬局において調剤を受けるべき旨の指示等を行つてはならない。 2 保険医は、処方せんの交付に関し、患者に対して特定の保険薬局において調剤を受けるべき旨の指示等を行うことの対償として、保険薬局から金品その他の財産上の利益を収受してはならない。

ことが求められる。

最近は、医療機関の敷地内や建物内に保険薬局が入っている場合もある。馴染みの親切な薬剤師がいるからといって、うっかり「あそこの薬局で薬をもらうといいですよ」と言ってしまわないように気を付けたい。

●参考資料

厚生労働省：保険診療の理解のために 医科（令和元年度版）

009

患者対応のお作法⑨

お作法ランク B

患者との距離は遠すぎず近すぎず

提案者 **國松 淳和**氏（南多摩病院総合内科・膠原病内科）

初診の患者には、まず名札を見せながら自己紹介するのが基本、と学生時代に習っただろう。しかし、きちんとお作法通りに進めても、患者が何となくよそよそしく、壁があると感じることはないだろうか。

特に、初診外来は患者も緊張しており、心を開いてくれにくい。何を聞いても「はい」とか「いいえ」しか答えてくれず、微妙なニュアンスが分からないといったこともある。どうすれば初診時から患者との距離を縮められるのだろうか。

患者との距離を縮める魔法の質問

患者との距離を迅速に縮め、適度に保つために有効な質問は、一見診察に関係のないような相手の私的なことを聞く質問だ。例えば、医療機関までの距離と移動手段を聞くような質問で、「今日は天気が悪いですね、ちなみにここまではどうやって来られましたか」といった具合だ。

そう聞かれると患者は、「バスで来ました」とか「息子が車で送ってくれます」と話すだろう。そのときに「ご自宅からは、どのくらい掛かりますか」などと聞く。すると、「今日は息子が車で送ってくれたので15分くらいだったのですが、バスを乗り継ぐと1時間以上かかってしまいます」などと、少し私的な話をしてくれることもある。

このような質問に嫌な気持ちになる患者は少ない。むしろ患者は私的なことを聞かれたと感じ、「自分に関心をもってくれた」と思ってもらえる。そのことで適度な距離にもっていくことができる。

医師の立場からすると、病院までの所要時間が分かると、定期受診の可能性や再診のさせ方を考える上で参考になる。あまりにも遠い場合は、頻回の定期受診は負担が大きくなると考えられる。また、近隣なら1週間後に再診してもらおうといった判断にもなるだろう。

家族が付き添って受診したということであれば、家族構成や付き添い人と患者の関係性も分かる。今後の診療に大いに役立つ情報が得られる。ポイントは、淡々と、でも丁寧に尋ねていくことだ。

ただ、生活をうかがうなどして相手への関心を示すことは、患者との距離を縮めるには効果を発揮するが、度を越すと仲良くなりすぎてしまうリスクもある。患者と仲良くなりすぎると、診察の妨げになることがあるからだ。例えばアルコールや性交渉といった生活社会歴は、相手が医師だから話をする。家族や友達のような仲になってしまうと、そういう話ができなくなる。

患者と必要以上に仲良くなると、感情が邪魔をして、普通であれば疑うはずの病気を「大丈夫だろう」と過小評価して検査をスルーしてしまったり、逆に過剰な心配から不必要な治療を施すなど、客観的で冷静な判断ができなくなる恐れもある。

患者との距離感は近すぎず、遠すぎず、が理想だ。患者から感じよく思われることは、その患者と仲良くなることと一緒ではない。仲良くもなく、冷たくもない態度で接することが必要なのだ。

そのためにも相手の直接的な生活を聞くのではなく、勤め先や職業、住んでいる地域といった相手の所属に関心を示すのがポイントだ。

例えば、「家は○○（地域）なのですね。○○には、大きなお祭りがありますよね。どんな感じですか」といった地域の行事に関する話題は、本人の生活に立ち入ることなく、相手への関心を示せる。「すごく楽しいですよ、今度来てみてください」などと患者が言えば、安心してくれたサインになる。

●参考資料

日経メディカル Online：國松淳和の「患者を磁石のように惹き付ける初診外来術」◎第6回【動画】仲良くも冷たくもしない医師患者関係（2019/10/16）

010

患者対応のお作法⑩

お作法ランク B

患者と恋愛関係になってはいけない

医師になりたての皆さんには、まだそんな余裕はないかもしれないが、長年医師をやっていけば、感じのいい美人患者やイケメン患者に心が揺さぶられる瞬間が来るかもしれない。そんなときのために、患者との恋愛について考えてみよう。

日経メディカル Onlineでは、会員医師を対象に「患者との恋愛についてどう思いますか」という調査を行っている。「患者との恋愛はOKか」について、「患者と恋愛関係になるなど、考えられない」の厳格否定派から、「患者が相手であることは全く問題ない」の全面容認派まで7段階に分けて聞いている。

その結果、「医師の立場で出会った患者さんと恋愛関係（相思相愛の関係）になることについて、どう思うか」（回答は2887人）という設問に対して、「避けるべき（考えられない、避けるべき、あり得ると思うが避けるようにした方がいい）」とした医師は、全体の３分の２に上った 図1 。

女性医師に限定した集計では、「患者と恋愛関係になるなど、考えられない」の厳格否定派が36.6％と飛び抜けて多く、代わりに「患者が相手であることは全く問題ない」「相手が患者であっても、さほど気にする必要はない」といった容認派は少なかった。

自由意見では、「避けるべき」派からは、「患者に手を出したら精神科医なら除名」などの厳しい意見も挙がった。また、「うまくいかなかったときに仕事に影響が出る」などリスクを挙げる医師も多かった。

一方の「仕方ない」派の意見としては、「医師である前に、人間であり仕方ない」「好きになったのが、たまたま患者だっただけ」という意見も多かった。また、「どうしても」という場合は、職場を離れるなど医師‐患者の関係がなくなってからにすべきという意見も多かった。

図1 医師の立場で出会った患者さんと恋愛関係になることについてどう思うか

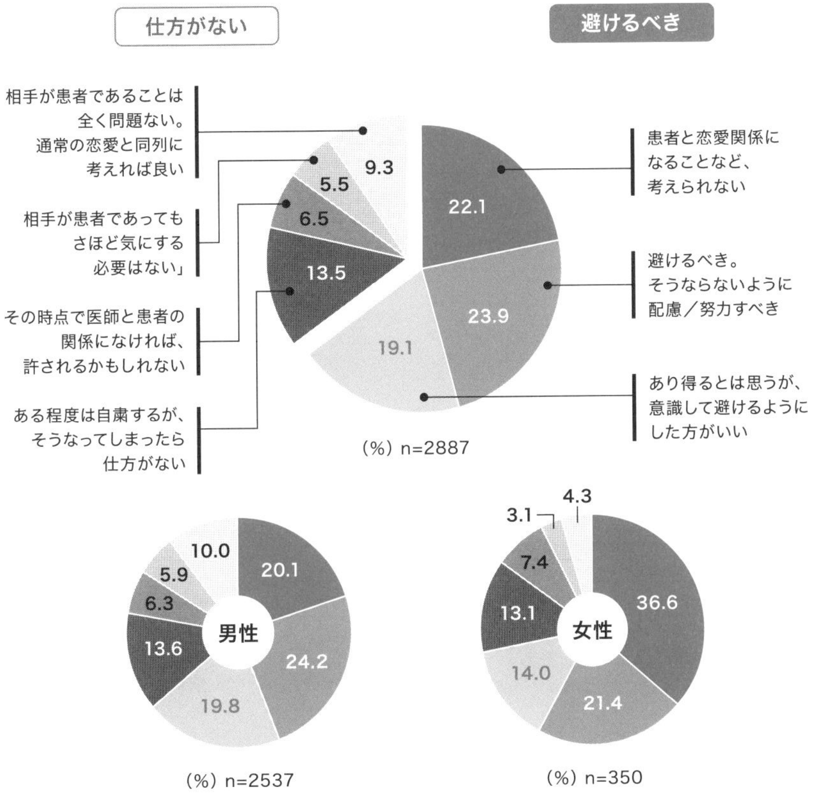

もちろん恋愛は自由だから問題ないと考えることもできるが、リスクもあるため、医師と患者という関係であるうちは積極的にならない方がよさそうだ。

ちなみに、同じ調査で「これまで、医師の立場で出会った患者さんと恋愛関係（相思相愛の関係）になったことはありますか」を聞いているが、「ある」を選んだ医師は129人で、全回答者の5.0％だった。男女別に見ると、5.1％と4.3％で男性の方が若干多く、年齢別に見ると、年を重ねるごとに患者との恋愛経験がある医師の割合が増えていく傾向にあった。

表1 患者との恋愛に関する自由意見

「仕方がない」派の意見

- 医者である前に、人間だから仕方ないと思う。もしも患者でないシチュエーションで会ったら、何の抵抗もなく恋愛におちいった可能性が高いわけでしょうから。　（60歳代男性／消化器内科）
- 好きになったのがたまたま患者であっただけ。もちろん、他の患者の前で、私的な会話や行動をとるのは論外。医師の立場を利用して、相手に不利益なことをするのも論外。　（60歳代女性／麻酔科）
- 公私の区別がついていれば、恋愛は個人の自由。　（50歳代男性／一般内科）
- 患者と相思相愛になれるのであれば、特には問題ないと思う。他の患者と待遇に差が出てくるのは問題であるが。また何らかの目的で近づいてきている可能性もあるので、本当に恋愛関係にあるのか、別の意図があるのかは慎重に判断しなければならないと思う。　（20歳代女性／その他の診療科）

「避けるべき」派の意見

- 患者として対面した時点から、相手は治療すべき対象となります。その相手を女性として、恋愛の対象として意識する、などということはあり得ません。それだけは最低限のモラルとして医療を行ってきました。　（50歳代男性／一般外科）
- プロ失格。同等な立場でこそ恋愛は成立する。圧倒的な優位性のある医者が患者に手を出したら、精神科医なら除名が当然。　（50歳代男性／精神科）
- 恋愛関係に限らずプライベートなことを仕事に持ち込むべきではない。仕事の延長として恋愛に発展すると失敗したときに仕事にも影響がある。　（30歳代男性／小児科）
- ややこしいことになります。　（50歳代男性／整形外科）
- 全ての患者に公平に接するべきだと考えているので、恋愛関係になると難しくなると思う。　（50歳代女性／一般内科）

●参考資料

日経メディカル Online：医師1000人に聞きました◎患者との恋愛、半数超の医師が「避けるべき」（2014/12/22）

先輩医師から一言

患者と不倫関係になりとんでもない修羅場になったのを数回見たことがある。もちろん、自分ではありません。
（50歳代病院勤務医、麻酔科）

患者や患者家族に、恋愛感情ではなくてもプライベートで関わりを持つと、恋愛感情を持たれることもありトラブルになる。
（30歳代病院勤務医、小児科）

安定した患者に「お変わりないですか」とは聞かない

定期的に外来通院する、病状が安定した患者に「お変わりないですか」と聞くと、患者は「変わりありません」と答える。そう答えられると、患者が一番良い状態を維持できていると考えがちだが、さにあらず。患者にとっては、単に以前と変わらない、あるいは悪い状態が変化しないという意味でそう答えている場合もある。そうしたすれ違いが起こると、患者としても「これ以上何か言っても意味がないな」と思って、自分から医師に何かを伝えようとしなくなる可能性もある。本来は、患者が感じた疑問や持っている希望を自分から発してもらえるような接し方、言葉の掛け方をすることが医師としては大切だ。

患者自身が言葉を発することができるようにするには、「はい」か「いいえ」で答えられる「お変わりないですか」といった質問ではなく、「最近は暑いですが調子はどうですか」など、患者が自分の言葉で返せる形で問い掛ける。

「はい」か「いいえ」の答えしかない問いかけは「クローズドクエスチョン」とも呼ばれる。これを多用していると、医師が返事を誘導する形となってしまい、患者の希望とは異なる方向に進んでしまう恐れがある。患者や家族がどういう希望を持っていて、どのように進んでいきたいのかを受け止め、傍らに寄り添って一緒に歩くという意識を常に持つことが大切だ。

患者と同じ目線に立つという意味で、患者の顔を正面から見て話す、ベッドに寝ている患者なら腰かけて話しかけるといったことも意識したい。

●参考資料
日経メディカル Online：特集◎患者を癒す言葉、傷つける言葉《1》 患者の言葉を封じ込める「お変わりないですか」（2019/06/25）

012

患者対応のお作法⑫

お作法ランク C

患者には決して背を向けない

医療者の鉄則とも言えるのが、「患者には背を向けない」だ。その理由は幾つかある。まず、医療者としての心構えとして「背を向けない」。医療者は、常に患者に向き合い、患者から逃げない姿勢が求められる。

真摯に患者に向き合っているつもりでも、例えば「治せない」患者に直面したときに無力感や罪悪感にさいなまれ、足がベッドサイドから、病室から、遠のいていく……といったことがあり得る。しかし、それを自覚した上で、「でも、自分は逃げない、背を向けない」と腹をくくることが大切だ。

患者に対する礼儀として、背中を向けないことも大切。電子カルテが中心となっている昨今、「診察時間の大半でモニターを見ている医師が少なからずいる」と筑波大学附属病院副病院長の前野哲博氏。患者から「今日は、○○先生の背中とお話ししてきました」と聞かされることもあるという。

救急外来では患者の急変に備えるためにも患者に背を向けてはならない。背を向けて別のことをやっていたら患者の容体が急変していたといったことがないように、患者から目を離さないことが大切だ。

さらには、自分の身を守るためにも患者に背を向けてはいけない。特に、夜間の救急外来ではスタッフも少なく、危険がいっぱいだ。中には、精神疾患や薬物中毒の患者や暴力的な患者もいる。背中を見せて作業をしていると後ろから襲われる可能性がある。

参考資料

1) 日経メディカル Online：がん診療UP TO DATE トピックス◎患者さんから、逃げない（2014/01/30）

2) 日経メディカル Online：Cadetto特集◎救急Tips99【Vol.10】 コミュニケーション 患者に背を向けない（2016/04/15）

痛くない局所麻酔には細い針（26G、27G）を使う

提案者 **高松 純平**氏（関西労災病院救急部長）

ケガをして痛い思いをしているところに、さらに局所麻酔で痛い思いをさせるのは避けたいところ。局所浸潤麻酔時の痛みをできるだけ減らすために、私がしている工夫が、救急室に「細い針」を用意しておくことだ。26Gや27Gといった細い針を使えば、穿刺時の患者の痛みを圧倒的に少なくできる。

局所浸潤麻酔では、皮膚を45度の角度で穿刺し、まず皮内に麻酔薬を注入して皮膚がドーム状に盛り上がる丘疹を作るのが定石だ。ここで作った丘疹を刺入部として、皮下組織まで薬液を注入していく。この薬液を注入する際に、できるだけ注入をゆっくり行うことも、患者に痛みを感じさせないコツ。細い針とセットでぜひ試してみてほしい。

一方、切傷などパックリ開いた創を縫合するときの局所麻酔は、皮膚の上からではなく創縁内側から穿刺するのがポイント。その際、できるだけ皮膚直下を狙うようにする。このときも、注入した薬液で丘疹ができたら成功。

その際、注射針を少し曲げて角度を付けると、皮膚直下に注射しやすくなる。ただし、針を曲げるときの針刺しには、くれぐれもご注意を。

●参考資料

日経メディカル Online：Cadetto特集Tips99【Vol.4】麻酔　足裏全体の異物除去は後脛骨神経ブロックを（2016/04/07）

先輩医師から一言

痛くない麻酔のため指導し自らも実践していますが、なかなか普及しません。
（50歳代病院勤務医、整形外科）

意外と盲点で気にしていない研修医も多い。
（20歳代病院勤務医、初期研修医）

014

患者対応のお作法⑭

お作法ランク C

怒れる患者のクレームに「でも…」は使わない

患者が怒って医師に文句を言ってくることは、日常的にある。病院全体や他のスタッフに対するクレームを、医師にぶつけてくるような場面もあるだろう。そんなとき、対応を間違えると、怒れる患者はさらにヒートアップしかねない。適切な対応を心掛けたい。

夫が院長を務める診療所で、患者からのクレームへの対応を一手に引き受けるベテラン事務長は、怒れる患者のクレームに対応するときの魔法の言葉として、「確かに」「実は」を挙げる。「この２つの言葉を意識的に口にし、効果的に使うことで、いきり立っている患者の感情を和らげられることが多い」と言う。

誤診を主張する患者からの電話を例に、２つの言葉の使い方を見てみよう。患者は、他院を受診したところ、当院で診ていたものとは別の疾患が見つかったことから、「ここの診療所では、向こうの病院が見つけてくれた疾患を発見できず、痛みも治まらなかった」と訴えてきた。どうやら患者は、そのときの医師の対応にも不満があったようだ。

２つの疾患は同様の痛みを伴うことが多いが、他院が見つけたものとは別の疾患があったのは事実だ。他院は当院にない高度機器を使って診断している。そのために紹介したのだから、新たな疾患が見つかるのは当然と言えば当然。さらに痛みが完全に治まらなかったのは、患者が鎮痛薬の服用を拒否したことによる部分が大きい――。しかし、それをそのまま患者に伝えても、患者の怒りは収まらないどころか、悪化しかねない。

こんな場面では、まず、「不満を述べる患者の話を傾聴する」が定石だ。その際には、「ええ」「そうなんですね」などの肯定も否定もしない言葉を用いる。ただし、適当に聞いているように感じられる対応はNG。うわべだけの傾聴ではなく、患者の立場になって十分に聴くことが大切だ。

そして、患者が十分に主張し一呼吸ついたときに、同意できる点を見つけて「確かに」で切り返す。「確かに、そのような言い方をされると不安になりますね」「確かに、それはおつらかったでしょうね」などだ。クレームを寄せる人は、当然ながら自分の訴えを理解してほしいと思っている。『確かに』は、あなたの話をきちんと聞いていますよ、という姿勢を示すのに有効なフレーズといえる。

その上で、こちらに非がない場合は、きちんと主張（反論）する必要があるが、その際、つい「でも、○○ですよね」と反論してしまいがちだ。しかし、ここで「でも……」と切り返すと火に油を注ぐことになりかねない。「でも……」と言いたくなったら、ぐっとこらえて「実は……」と切り返そう。「でも」の代わりに「実は」を使えば、反論のトーンを薄めることができる。

例えば、「実は△△の疾患による痛みの症状があったので、××の治療をしました。その結果、症状は軽減していました」と伝え、こちらの主張をさりげなくアピールする。

その後も訴えを傾聴し、「今、症状は落ち着かれているのですか。良い先生に出会えて、まず○○さんの症状が落ち着いたことが、一番安心です」と心から伝える。

もちろん、患者の怒りが何に向けられて、どの程度怒っているかによっても対応は変わってくる。「確かに」「実は」だけでは対応できない場合もあるので、そこは臨機応変に。

ちなみに、共感の伴わない、単なる相槌としての「確かに」は逆効果になることもある。「実は」についても、単なる言い訳にならないように、うまく配慮して使いたい。

●参考資料

日経メディカル Online：はりきり院長夫人の“七転び八起き”◎患者の怒りを鎮静させる２つの言葉（2016/03/03）

先輩医師から一言

患者が怒っていたら、こちらは常に冷静に対応する必要があります。（30歳代診療所勤務医、腎臓内科）

「でも…」などと言うと、火に油を注ぐことになる。（60歳代診療所勤務医、循環器内科）

015

お作法ランク C

患者の前で上級医に「すみません」と言わない

医療者にとっては日々通う仕事の場であるが、ほとんどの患者にとって病院は非日常の場だ。健康上の問題を抱えてナーバスになっている患者も多い。そんな状態にある患者にとっては医療者のちょっとした立ち居振る舞いも気になる。特に医師の言動については、いつも注視しているといっても過言ではない。

だから、医師は言葉遣いや態度に配慮する必要がある。例えば、救急外来で点滴の針がなかなか入らなかったり、処置の仕方が違ったりしたときに、そばにいる指導医につい「すみません」と言ってしまっていないだろうか。

「何か指摘すると、『すみません』と謝る研修医が多い」と岡山大学病院救命救急科高度救命救急センター長の中尾篤典氏。若い医師がベテランの医師に「すみません」と謝っているのを見たら、患者としては「この若い先生、何か間違ったことをやったのか」と不安になって当然だ。中尾氏は「患者のそばでは、絶対に謝ってはいけない」とアドバイスする。

ほかにも、「あっ！」とか「しまった」といった声はやめよう。たとえそれが、綿球を落としてしまったといった些細なことであっても、患者は何か重大なことが起こったかと、そのたびにドキリとする。ましてや本当にあっ！と思ったり、しまったと思ったときには、絶対にそのことを気取られてはいけない。

「患者の褥瘡や創傷を診たときに『うわっ』とか『すごっ』という言葉も決して口にしてはいけない」と筑波大学附属病院副病院長の前野哲博氏も話す。カルテを見て考え込んだり、レントゲンを見て顔をしかめたりといった態度も要注意だ。「患者は、自分には言わないが、実は重大な病気があるのではないかと不安に駆られる」（前野氏）。

「○○の症状に似ているな」「○○の可能性も否定できないな」といった、つぶやきもNGだ。独り言であっても患者に聞こえていることがある。特に○○が重篤な疾患であれば、患者はいい気持ちはしないどころか、不安でいっぱいになったり、落ち込んでしまうこともあるだろう。

看護師とのやりとりでも注意

医療者同士でやりとりする際にも気を抜いてはいけない。ふと聞こえた言葉に患者がドキッとすることがある。

例えば、医療者は滅菌されていないものを「不潔」と言うが、一般の人にとっては「不潔」という言葉は「汚い」という意味だ。滲出液が多く、上にさらにガーゼを当てるとき、「滅菌ガーゼではなくても構わないから」といった意味で、「ガーゼを多めにください、不潔なやつでいいですから」と言ってしまうと、聞いた患者はギョッとするだろう。

投げやりなようにとられかねない言葉にも要注意。例えば、処置にガーゼが必要だと思い、あなたが「大きいガーゼをください」と看護師に言ったところ、看護師が「すみません、小さいのしかないんですけど」と答えたとする。小さなものでも構わないと思ったあなたが「何でもいいから、ちょうだい」と言ってしまったら、どうだろう。患者はないがしろにされた気持ちになり、「何でもいいってどういうことだよ」と不満に思うだろう。

医療者の何気ない言動は、患者を不安に陥れたり、嫌な気持ちにさせたりすることがある。悪気がなかったでは済まされない。言動には注意したい。

先輩医師から一言

患者が自分に間違った医療がされていると思ってしまうので、むやみに謝らない。
（50歳代病院勤務医、呼吸器内科）

016

患者対応のお作法⑯

お作法ランク C

患者にウソをつくときは愛と覚悟を持って

医学的な事実は、患者にとって時に残酷である。悪性疾患の病名告知や予後についての説明が、その代表例と言えるだろう。また、患者が感じている不安が、医学的事実を告げることによって、さらに増幅することもある。

日経メディカル Onlineが、会員医師1000人に対してウソの是非を聞いた調査では、「絶対につくべきではない」としたのは14.9%に過ぎず、66.4%が「患者のためを思ってつくウソなら場合によっては許される」との回答だった。

実際に、「患者にウソをついたことがある」と回答した医師は64.5%に上り、ウソの内容については、病名や予後、病状、治療内容などが上位に挙がった。

患者を不安にさせないためのウソ

医師がウソを必要とするのはどのような場面だろうか。先述の調査結果から、幾つかエピソードを拾いながら解説してみる。

まず、自分を大きく見せるためのウソ。例えば、専門医の認定は取っていないが、患者に聞かれて「専門医です」と言ってしまうようなケース。ほかにも、「先生はこれまでにどのくらい、この病気の手術をされたんですか?」と聞かれ、「最近は毎月10件はしていますね。これまで何百件か何千件か……、どのくらいだろう?」とウソをついたという医師もいた。実際の経験症例数は100件程度。とはいえ、これも安心して手術を受けてもらうための方便であり、患者のためについたウソと言えなくもない。

自分を取り繕うためのウソもある。「患者から動脈血を採血する際、最初に左手首で失敗した。右手にトライするとき、『部位によってデータが違うので』とウソをついていた」という。手技がヘタな医師が自分の担当だと思うと患者は不安になる。そんな気持ちにさせないために必要なウソであり、「患者のことを思ったウソ」と言えなくもない。

他医と患者の信頼関係を壊さないように、ウソをつくこともある。例えば、「前医に過失的な見逃しがあったのが分かっていたが、疑問を抱いている患者には『その時点では、正しい診断は難しかったでしょう』と言った」（36歳、放射線科）といったもの。前医が、患者のかかりつけ医だった場合などで、その後も受診する場合などは、そうした配慮も必要だろう。

ウソも方便という言葉があるが、ウソによって患者の治療に対するモチベーションを下げずに済み、治療がスムーズに進むことは少なからずあるようだ。

一方で、治療や予後に関するウソについては、良かれと思ってついたウソが仇となることもある。「肺癌であることを伏せていた患者の呼吸状態が悪化。気管挿管する直前に『ウソつき』と言われ、それが患者の最期の言葉となった」というエピソードも寄せられている。

医師が患者の本当の希望をきちんと推察できているなら、ウソは患者を幸せにし得る。しかし、医師が患者の本心を見誤ると、一転、ウソは大きなトラブルの原因ともなるのだ。

ウソをつくのに不向きな医師も少なからずいる。他人とコミュニケーションを取るのが苦手で、社交的ではない医師は、みだりにウソをつかない方がいいという。相手の本心を推し量れず、その場しのぎで適当なウソをついてしまい、患者を傷つけかねないからだ。

インフォームドコンセントが浸透し、また、医学情報の入手が容易になった影響もあり、安易なウソはつきにくくなっている。薬にもなれば毒にもなるウソ。医師患者関係の変化に伴い、その扱いにはより慎重さが必要なようだ。

●参考資料

日経メディカル Online：日経メディカルCadetto特集◎医者のウソ、患者のウソ（2011/04/11）

017　困った患者へのお作法①　お作法ランク A

児童虐待が疑われた場合はすぐに通報する

ひょっとして児童虐待？　診察時にそう疑った場合、医師が取るべき基本的スタンスは、「迷わず、児童相談所または福祉事務所に通告」だ。

児童虐待の通告を義務付ける法律は幾つかある。「児童福祉法」（第25条）では、「保護者に監護させることが不適当であると認める児童を発見したもの」には通告義務があるとしている。また、「児童虐待防止法」では、医師などの職種は、児童虐待を発見しやすい立場であり、早期発見に努めなければならないとしている。さらに、「児童虐待を受けたと思われる児童」を発見した者は、速やかに福祉事務所または児童相談所に「通告」するよう規定している。つまり、確証がなくても、少しでも虐待が疑われたら、医師は、その時点で躊躇せず市町村や児童相談所へ通告すべきといえる。虐待には、身体的虐待のほか、ネグレクトや性的虐待も含まれる。

とはいえ、疑いだけでの通告に逡巡することもあるだろう。しかし通告は、子どもの安全を守ることに加えて、最悪の事態を起こさせないことによって虐待者を救うことにもつながる。

診察時に児童虐待を疑うポイントは、(1)家族が説明する受傷機転や病気の経過と、病状や病態が合わない、(2)体表の凹凸に関わらず、一様な程度の傷がある、(3)アイロンやタバコなど成傷器が推定できる、(4)大人を異様に怖がったり、保護者がそばにいる時といない時で動きや表情が変わる——など。

例えば、傷の処置を目的に親子が来院したケースであれば、まず傷ができた経緯や子どもの状態について親に詳しく聞く。このとき、外傷に至るまでのプロセスや子どもの病態をスムーズに説明できない親には注意する。

なお、近年は高齢者の虐待も問題となっている。高齢者への虐待については、「高齢者に対する虐待の防止、高齢者の養護者に対する支援等に関する法

表2 **児童虐待の防止等に関する法律**（抜粋）

第5条　学校、児童福祉施設、病院その他児童の福祉に業務上関係のある団体及び学校の教職員、児童福祉施設の職員、医師、歯科医師、保健師、助産師、看護師、弁護士その他児童の福祉に職務上関係のある者は、児童虐待を発見しやすい立場にあることを自覚し、児童虐待の早期発見に努めなければならない。

第6条　児童虐待を受けたと思われる児童を発見した者は、速やかに、これを市町村、都道府県の設置する福祉事務所若しくは児童相談所又は児童委員を介して市町村、都道府県の設置する福祉事務所若しくは児童相談所に通告しなければならない。

2　前項の規定による通告は、児童福祉法（昭和二十二年法律第百六十四号）第二十五条第一項の規定による通告とみなして、同法の規定を適用する。

3　刑法（明治四十年法律第四十五号）の秘密漏示罪の規定その他の守秘義務に関する法律の規定は、第一項の規定による通告をする義務の遵守を妨げるものと解釈してはならない。

律」（高齢者虐待防止法）によって、高齢者虐待の発見者に市町村への通報・相談が義務づけられている。

児童や高齢者の虐待に関する通告においては、通告者の秘密は守られるほか、医師のように職務上の守秘義務がある場合でも、通告などの正当な情報提供は守秘義務違反には該当しないことも知っておきたい。

●参考資料

日経メディカル Online：トレンドビュー◎増え続ける児童虐待「もしかして虐待？」に遭遇したら（2013/08/27）

先輩医師から一言

児童虐待は見逃すと本当に死んでしまうから。
（40歳代病院勤務医、一般内科）

死亡例をみているから。
（60歳代開業医、小児科）

迷う事例もあると思いますが、虐待を発見できるのは医療機関が多いと思います。
（30歳代病院勤務医、精神科）

外傷を見たら常に児童虐待も鑑別に入れる。児童虐待を扱う委員会がない病院では、上級医にも相談して、児童相談所に通報する事も考慮する。
（40歳代病院勤務医、小児科）

治療費を再三支払わない患者の診療は拒否できる場合がある

医師には応召義務があり、患者からの診療要求を断れないとされている。しかし、暴言などの迷惑行為や治療費の不払いを繰り返す患者に対しても、診療拒否は認められないのだろうか。

厚生労働省が2019年12月25日に発出した通知「応招義務をはじめとした診察治療の求めに対する適切な対応の在り方等について」では、診療の求めに応じないことが正当化される場合について様々なパターンを整理している。

それによれば、診療の求めに応じないことが正当化されるかどうかは「緊急対応が必要であるか否か」が最も重要な要素。たとえ普段、迷惑行為や治療費不払いを繰り返す患者であっても、病状が深刻で緊急対応が必要であれば、基本的には初期対応をしなくてはならない。

一方、緊急対応が不要であれば状況は変わってくる。まず、診療を求められたのが診療時間外や医師の勤務時間外であれば、時間内の受診依頼や他の診察可能な医療機関の紹介などの対応さえ行えば、すぐに診療しないことが正当化される。これは迷惑患者だけでなく、全ての患者に対してもこうした対応を取っておけばよい。

緊急対応が不要で、診療を求められたのが診療時間中の場合は、「患者と医療機関・医師との信頼関係が保たれているかどうか」が考慮すべき要素になる。例えば、診療内容そのものと関係ないクレームなどを繰り返している患者は信頼関係が喪失しているので、いくら診療時間中であっても新たな診療を行わなくてよいのである。

通知には、「医療費不払い」の事例も書かれている。それによれば、医療費の不払いがあっても、そのことのみで診療しないことは正当化されないが、支払い能力があるにも関わらず、悪意を持ってあえて支払わない場合には、診療しないことが正当化されるのだ。弁護士の田邉昇氏（中村・平井・田邉法律事務所）は、自身のコラムの中で、「賃貸借契約も、家主と借主との信頼関係の破壊が解除理由になるとされており、2〜3カ月の賃料未払いが信頼関係破壊の目安になっているため、未払い期間の参考になるだろう」としている。

複数回の警告を行い、迷惑行為をカルテに記録

実際に、治療費の未払いや暴言などの迷惑行為が見られた場合には、まずはそうした行為をやめるよう患者に伝える。それでも継続する場合、「次に迷惑行為があった場合は診療を拒否する」旨を書面や口頭で伝達する。そうした警告にもかかわらずなおも迷惑行為が行われていれば、再三の警告を無視したとして診療拒否する正当な事由となる。

また患者の暴言の具体的な文言や、医師が行った警告の内容をカルテなどに記載し、記録を残しておくことも大切だ。万一、訴訟に発展した場合、日時が記録されるカルテの中に、問題となった患者とのやり取りを記載することで、信頼度の高い証拠になる。

●参考資料

1） 厚生労働省：「応招義務をはじめとした診察治療の求めに対する適切な対応の在り方等について」（2019/12/25）

2） 日経メディカル Online：弁護医師・田邉昇の「医と法の視点」◎通知で大幅に狭まった応召義務の範囲（2020/03/02）

先輩医師から一言

義務を果たさないような患者はできるだけ避けた方がよい。
（60歳代診療所勤務医、泌尿器科）

高齢患者の「死にたい」には理由を聞く

提案者　西　智弘氏（川崎市立井田病院 かわさき総合ケアセンター）

高齢者の「死にたい」にはいろいろある。「早くお迎えが来ないかしら」が口癖のようになっていて、挨拶代わりに「死にたい」と言っている場合もある。「なかなか簡単にお迎えは来ませんよ」と返したりすると、それで納得してまた一日を過ごしていける人も少なからずいる。

一方、「他人に迷惑をかけるから死にたい」というセリフを口にする高齢者の場合は、もう少し深刻だ。Aさんのケースを例に対応を考えてみよう。

Aさん　77歳女性。胃癌が見つかったが年齢を理由に積極的治療は希望せず緩和ケアに専念していた。2カ月前に腰椎への骨転移から下肢麻痺が出現。脊髄圧迫症候群の診断となった。ステロイド投与と放射線治療を行ったが下肢麻痺は改善せず、寝たきりとなった。

Aさんは、夫とは死別、長男と長女はやや遠方に住んでおり独居だったが、下肢麻痺の状態で自宅に戻ることは難しく、緩和ケア病棟で療養することになった。下肢麻痺はあるものの腰痛はコントロールされている。食事も少量だが摂れており、夜も眠れている。身体的な苦痛はあまりないように見えるが、徐々に話の中に「迷惑をかけたくない」「もう死にたい」という言葉がよく出てくるようになった。

Aさんと医師の会話

医師：　おはようございます。今朝のお加減はいかがでしょうか。

Aさん：　ああ先生……。今日もまた目が覚めてしまったよ。もう朝なんて来なければいいのに……。

医師：　あまり体調が良くないでしょうか？

Aさん：　もうね、生きているのがつらいのよ。早くお迎えがこないかと思ってるの。

医師：　生きているのがつらいと思っておられるのですね。

Aさん：　そう。こんな状態で生きていても、周りに迷惑をかけるだけだわ。ねえ先生、明日にでも目が覚めないように死なせてもらうことはできないかしら……。

人が感じる痛み（全人的苦痛）は、身体的苦痛、精神的苦痛、社会的苦痛、スピリチュアルペインで構成されると考えられている。Aさんのように「迷惑をかけるから死にたい」というのは、スピリチュアルペインを感じていると考えられる。Aさんのように、「他人に迷惑をかける」ことが大きなスピリチュアルペインになるというのは日本人の特性かもしれない。それが日本人の持つ優しさでもあるし、自己決定というのに向かない理由でもあるように思う。

残された存在を強化する

人には、時間存在、関係存在、自律存在がある **図1** が、いずれかの存在が壊れたときにスピリチュアルペインが生じると言われている。

Aさんの場合、下肢麻痺となったことで自律存在としての自分を失っている。それに加えて、「未来が幾ばくもない」と感じて時間存在としての自分も失ってしまっているのかもしれない。

このような場合、残された「関係存在」を強化する、つまり他者との関係性を強化していくことで、Aさんのスピリチュアルペインが癒やされる可能性がある。

図1 スピリチュアルペインに関わる3つの存在

時間存在	関係存在	自律存在
過去から未来へ向かっていく時間の中に今の自分がある	他者との関係性の中で自分というものがある	自らの身体や精神を、自ら律することができるという自分がある

例えばこのケースでは、遠方に住む長男、長女との親子の関係性を強化することを軸に、Aさんのスピリチュアルペインを和らげる方法を考えた。

そこで、医療者が長男・長女にAさんの状況を伝えるなどして話し合ったところ、「私たちはまだ母に生きていてもらいたい。それは私たちのエゴかもしれませんが……」と話し、毎日のように病室に顔を出すようになった。そして数週間が過ぎる中で、Aさんの「死にたい」という言葉が徐々に減っていった。

もちろん、Aさんが「死にたい」と言わなくなった理由は、スピリチュアルペインが癒やされたからなのかどうかは分からない。ただ、以前と比べると穏やかに「その時」を待つように過ごされた。

「死にたい」という発言があった場合、共感的態度で接したり、精神科医師による診察の必要性を考えることは大切だ。それに加えて、もう1つ、「時間存在」「関係存在」「自律存在」に着目し、残っている「存在」を強化することも考えてみてほしい。

●参考資料

日経メディカル Online：Dr.西＆Dr.宮森の「高齢者診療はエビデンスだけじゃいかんのです」◎究極の問題？患者の「死にたい」への対応法（2018/07/12）

先輩医師から一言

逃げ出したくなりますが、死にたいというのは聞いてほしいということです。ここはスピリチュアルペインの原因を引き出すチャンスと思ってください。
（40歳代病院勤務医、緩和ケア科）

専門医に相談する必要がある。（70歳代病院勤務医、一般内科）

020

困った患者へのお作法④

お作法ランク C

興奮した患者への対応は腕組みをせずに手を広げる

提案者 **河嶌 讓**氏（半蔵門のびすここどもクリニック副院長）

救急外来に薬物中毒や統合失調症などで興奮した患者が来ることは珍しくない。そんなときのために、興奮した患者への対応を知っておきたい。

まず、興奮した患者の前では、手を広げること。腕を組むなど体を閉じる姿勢を「クローズ・ポスチャー」と言うが、これは拒絶や威嚇を表し、相手はますます興奮してしまう。これに対して、体を開く姿勢の「オープン・ポスチャー」では、危害を加えるつもりがないと感じてもらえる。両手を下げて開き、掌を相手に見せるのがポイントだ。

興奮した患者を大勢のスタッフで取り囲むのもよくない。多人数に取り囲まれると、患者は怖がり、ますます興奮するからだ。ベストは２人くらいでの対応だ。1人が患者の前に立って話し、もう1人はその後ろに控えるようにする。前に立って対応する人は、もちろんオープン・ポスチャーが基本となる。

「体中に虫が這っている」「殺してやるという声が聞こえる」といった幻覚や妄想を、患者が訴えてきた時、つい「大丈夫、何もいませんよ」と声を掛けがちだ。しかし、それは逆効果。基本は否定も肯定もしないこと。否定すると、患者は拒絶されたと感じたり、バカにされたと感じることもある。

「なるほど、それは恐ろしいよね（不安だよね、うっとうしいよね）」などと、幻覚や妄想にとらわれている患者のつらい気持ちに共感を示して良好な関係を築き、うまく治療につなげるようにしよう。

●参考資料

日経メディカル Online：Cadetto特集◎救急Tips99【Vol.16】あばれる患者（その1）興奮した患者には手を広げて対応（2016/04/25）

021　家族・遺族へのお作法①　お作法ランク A

母親or姉？
迷ったら若い方の呼び方を

患者の付き添いの女性に「お母様ですか」と聞いたところ、実は姉だった――。年齢は見た目だけでは判断がつきにくいことが多い。しかも、特に女性の場合、高く見積もってしまうと、間違いなく気分を害される。

冒頭のような場面では、診察室に気まずい空気が流れ、相手は顔は笑っていても、目が怒っている……なんてことにもなりかねない。後々の関係性に影響を与えることすらある。

他によくあるシチュエーションとしては、小児患者の保護者で母親か祖母かが分かりにくい場合。疲れたお母さんが年齢よりも少し上に見えているのかも。一方で、最近の50代、60代は若く見える人が多いので、一層ややこしい。

そんなトラブルを避けるためには、迷ったら若い方の続柄で尋ねるのが鉄則だ。若く間違えられて気を悪くする人はあまりいない。これ、大切です。

●参考資料

『医者のひみつ　日経メディカルCadetto愛蔵版』（日経BP、2015年）

先輩医師から一言

お父さんかおじいちゃんかで迷うことがあり、たいていおじいちゃんと呼んで失敗する。
（30歳代病院勤務医、小児科）

老け顔の娘さんに「奥さんですね？」と訪ねてしまって、後の病状説明に難儀しました。逆もあります。
（50歳代病院勤務医、一般内科）

娘さんを奥さんを間違えるなど自身も複数回経験あり。かなり気まずい雰囲気になるので、一呼吸おいて若い方の呼び名で呼ぶのが良いと思う。若い方で呼んでおけば間違った相手も悪い気はしないのでは。多くは笑顔で否定される。
（50歳代病院勤務医、整形外科）

022

家族・遺族へのお作法②

お作法ランク **B**

ご遺体のお見送りは車が見えなくなるまで行う

「心音、呼吸音の停止、瞳孔の拡大、対光反射の消失を確認しました。これをもちまして、死亡確認とさせていただきます。死亡時刻は○時○分です」──。医師となった以上、患者の家族にそう伝える場面はすぐに訪れる。医療の手を離れる瞬間とも言えるが、死亡診断時の医師の立ち居振る舞いは、その後の遺族の悲嘆に影響を及ぼすという。医師の仕事はその後も続くと心得たい。

死亡診断後の遺族への声掛けについて、「自分なりのいい言葉を用意しておくといい」と岡山大学病院救命救急科 高度救命救急センター長・教授の中尾篤典氏はアドバイスする。ただし、「言葉を単に適当に並べるのではダメ。真摯に患者やその家族のことを考えて、言葉に思いを込めて伝えることが大切」と付け加える。いくら表面を取り繕っても家族に伝わる。

最期の見送りについても同様だ。ご遺体を乗せた車を医師や看護師らで見送る場面では、車が見えなくなるまで深く頭を下げたい。ご冥福を祈りながら。その際も形ばかりで、心が伴わないお辞儀ではいけない。車に乗っている遺族には、あなたの姿は見えていないかもしれない。それでも、命に対する敬意の気持ちを込めて、礼を尽くした態度を心掛けたい。

参考資料

Cadetto.jp :「医療」ってなんだっけ◎死亡確認の後、家族に何と声を掛けますか？(2019/02/05)

先輩医師から一言

最後まで礼を尽くすことが大切だと思っています。
（50歳代病院勤務医、一般内科）

最期の礼ぐらいはしっかりと。
（30歳代病院勤務医、リウマチ科）

023

家族・遺族へのお作法③

お作法ランク
B

死亡確認は2〜3分かけてゆっくり行う

医師として、どれほど力を尽くしても望まない結果になることは少なからずある。命の灯が消えようとしている患者とその家族を支え、温かな最期の時間を過ごしてもらうことも、医師に求められる重要な役割の1つだ。

死亡宣告までの手順は、総合南東北病院（福島県郡山市）消化器センター長の西野徳之氏がまとめた、「そのとき」の手順が参考になる 表1 。

死亡確認は心臓拍動停止、呼吸停止、瞳孔散大・対光反射停止の3徴候を確認する。心電図の波形がフラットになったら、すでに脈は触れないはずだが、脈を触れながらゆっくりと触診と聴診を行う。続いて睫毛反射の消失を確認する。これを2回ゆっくりと行う。モニターがフラットになったからといって、すぐに死亡確認をして死亡宣告をしてはいけない。2〜3分かけてゆっくり死亡確認を行う。

表1 「そのとき」の手順（西野氏の場合）

- 心電図モニターをベッドサイドの家族から見える位置に置き、音は消しておく
- 家族の後ろから見守り、心電図のスパイクがなくなってきたら、静かに近づいて脈を取る
- 心電図がフラットになるまで1分ほど待つ。それから以下の手順で、ゆっくりと死亡を確認する
  - (1) 片手で頸動脈もしくは橈骨動脈、鼠径部（大腿動脈）に触れながら、胸部の聴診（心音、呼吸音の確認）
  - (2) 睫毛反射の確認
  - (3) 対光反射の確認（両目を開きながら、左右それぞれ）
  - (4) (1)〜(3)を2回繰り返す。その間にECGでスパイクが現れたり、Kussmaulの大呼吸が出た場合は、もう一度繰り返す
- 看護師にモニターの電源を切ってもらい、臨終を告げる

心臓が止まった後も、脈だけは触れたり、心電図に散発的に電気的なスパイクが出ることがあるからだ。また、溜まったCO_2を排出するための延髄反射として、最後に大きな息をすることもある（Kussmaulの大呼吸）。これはあくまで反射であり、こうした現象が起きても患者が蘇生するわけではない。しかし、家族にとっては「命の証し」とも思える現象であり、もし、死亡宣告をした後にこうした現象が起きると、その後のわだかまりの原因にもなりかねない。それを避けるためにも、時間をかけて見守ることが大切なのだ。

心音、呼吸音、脈拍などをゆっくりと確認

緩和ケア病棟や在宅で、モニターを置いていない場合には、最後の呼吸をしてから1分半程度は死亡宣告をせずに、心音、呼吸音、脈拍などをゆっくりと確認するのがよいだろう。臨終を告げた後は、時間が許せば亡くなった患者の病状と治療の経過を、家族と一緒に振り返る時間を持つのもよい。

看取りは、家族にとっては極めて非日常的で厳粛な出来事だ。どんなに忙しくても、疲れていても、プロフェッショナルとして、身内を見送るような気持ちで立ち会うことを忘れてはならない。

●参考資料

日経メディカル Online：Cadetto特集◎看取りの作法 Vol.1 大切なのは看取りに至るまでのプロセス（2013/02/04）

先輩医師から一言

心停止の後にあくびのような体動を見ることがある。心電図のモニター画面も早く消した方がよい。（60歳代開業医、一般外科）

心電図モニターがフラットになり、死亡宣告したら、また心拍が出てきて気まずくなった。（60歳代開業医、一般内科）

死亡宣告後に電気的な波形が出ると家族が診断に疑いを持ちかねないので、数分間は様子を見るようにしている。（60歳代診療所勤務医、一般内科）

完全に心電図モニターがフラットになってから、かつ、家族の受け入れを確認してから、死亡確認をする。（50歳代病院勤務医、血液内科）

024

家族・遺族へのお作法④

お作法ランク B

家族に病状説明するには本人の同意が必要

提案者 **小川 敏治**氏（日本医業経営コンサルタント協会）

個人情報保護法では、個人データを第三者提供する場合には、あらかじめ本人の同意を得ることを原則としている 表1 。しかし、治療を進めるに当たり、本人だけでなく家族などの同意が必要なケースもある。こうした場合、家族への病状説明は、患者本人の同意なく行ってよいのだろうか。

実は、家族などへの病状説明も、個人情報の第三者提供に該当する。厚生労働省は、2017年に出した「医療・介護関係事業者における個人情報の適切な取扱いのためのガイダンス」の中で、「家族などへの病状説明については、『患者への医療の提供に必要な利用目的』と考えられるが、患者本人にあらかじめ病状説明を行う家族などの対象者を確認し、同意を得ることが望ましい」としている。

同ガイダンスでは、患者本人の同意を得る際には、説明を行う対象者の範囲、説明の方法や時期などについて、あらかじめ確認しておくなど、できる限り患者の意思に配慮することも求めている。

とはいえ、意識不明などで本人の同意を得るのが困難なときもある。その場合は、医師が「本人または家族らの生命、身体または財産の保護のために必要」と判断すれば、本人の同意を得ずに家族らに説明できる。

この場合、「患者への医療の提供のために必要な範囲の利用目的」と考えられ、院内掲示などで公表し、患者から「絶対に家族には知らせてほしくない」などの特別な意思表示がない限り、患者の黙示による同意があったものと考えてよい。ただし、その場合も、家族などであることを確認した上で、伝える必要のある最小限の範囲で情報提供を行うようにする。

表1 個人情報保護法第23条（抜粋）

> **（第三者提供の制限）**
>
> 第23条 個人情報取扱事業者は、次に掲げる場合を除くほか、あらかじめ本人の同意を得ないで、個人データを第三者に提供してはならない。
>
> 一 法令に基づく場合
>
> 二 人の生命、身体又は財産の保護のために必要がある場合であって、本人の同意を得ることが困難であるとき。
>
> 三 公衆衛生の向上又は児童の健全な育成の推進のために特に必要がある場合であって、本人の同意を得ることが困難であるとき。
>
> 四 国の機関若しくは地方公共団体又はその委託を受けた者が法令の定める事務を遂行することに対して協力する必要がある場合であって、本人の同意を得ることにより当該事務の遂行に支障を及ぼすおそれがあるとき。

また、本人の意識が回復した際には、速やかに提供した個人情報の内容と、やりとりした相手（家族など）について本人に説明する。本人からの申し出があれば、病状を説明する対象者を変更することも必要だ。

なお、認知症などで患者の判断能力が疑わしい場合にも、意識不明の患者と同様の対応になる。判断能力の回復が見られたら、その回復にあわせて、速やかに本人への説明を行い、本人の同意を得ることが求められる。

●参考資料

1） 厚生労働省：「医療・介護関係事業者における個人情報の適切な取扱いのためのガイダンス」（2017年）

2） 厚生労働省：「医療・介護関係事業者における個人情報の適切な取扱いのためのガイダンス」に関するQ&A（事例集）（2017年）

3） 日経メディカル Online：特集◎これってコンプライアンス違反？《5》 個人情報保護「知らなかった」では済まない患者情報の扱い方（2018/12/27）

先輩医師から一言

トラブルに巻き込まれる恐れもある。きちんと患者さん本人の意思確認をしておくべき。
（50歳代病院勤務医、消化器内科）

「親子は他人の始まり」とも言われている。
（60歳代診療所勤務医、一般内科）

025

家族・遺族へのお作法⑤

お作法ランク C

「救命できなくてすみませんでした」と言ってはいけない

提案者 **石上 雄一郎**氏（飯塚病院 連携医療・緩和ケア科）

救急外来での重症患者に関するコミュニケーションは、医師患者関係の構築のないままに、限られた時間の中で意思決定しなければならず、非常に難しい。

救命現場に立ち会った家族を対象にした意識調査では、家族は、(1) 突然に理解できない状況に置かれる、(2) 待合室に待機している時間であれこれ勝手に考えてしまう、(3) 医者に任せるしかないという無力感に襲われる、(4) 死への覚悟を強いられる——といった特徴があることが分かっている。

そうした厳しい状況であるからこそ、医療者の不用意な一言によって、家族のネガティブな印象を作り出してしまうことのないように気を付けたい。

例えば、つい言ってしまいがちな言葉に「救命できなくてすみませんでした」がある。「何もしてやれなかった」という医師の不全感から発せられる言葉であろうが、遺族にとっては「他の病院に行っていたら助かったかもしれない」という後悔を生むことにもなりかねない。

また、患者家族からの「もう少し早く来ていたら助かりましたか」という質問に、「その可能性はある」という答えも慎みたい。家族にしてみれば、「もっと早く私が気づいてあげられれば」「早く救急車を呼んでおけばよかった」などと一生後悔することになるかもしれない。医療者がうっかり口にすると、家族がつらい思いをする可能性のある言葉を **表1** にまとめた。

「心停止の患者が運ばれてきた時には、患者がもう1人いる」——。よく言われる言葉だ。患者を愛する家族もまた、精神科の救急患者であるという意味だが、

表1 家族がつらい思いをする可能性のある言葉

- ✕ 全てやってほしいですか
- ✕ 肋骨が折れてしまうので
- ✕ 蘇生中止してもいいですか
- ✕ もう少し早かったら……
- ✕ 大往生ですよ
- ✕ 救命できなくてすみませんでした
- ✕ 気持ちは分かります
- ✕ つらいのはあなただけではないですよ
- ✕ 時間が気持ちを癒やしてくれますよ
- ✕ あなたは若いからまた子どもをつくれば
- ✕ そんなに思い詰めたらだめですよ

医療者にはそのことに気を配り、突然に遺族となる人へのグリーフに共感する姿勢が求められる。

●参考資料

日経メディカル Online：短期集中連載◎なぜ今『救急×緩和ケア』なのか　part VI　心停止患者の家族にかけてはいけない言葉（2020/01/08）

先輩医師から一言

死の直後など、家族が感情で動くことが考えられる場合は、慎重に言葉を選ぶべき。
（30歳代病院勤務医、麻酔科）

「救命できなくてすみませんでした」と言ってはいけない。すみませんと謝ってしまうと誤解を招く恐れがある。「精一杯やりましたが、こういう結果になりました。残念です」くらいがいいと思う。
（50歳代病院勤務医、リハビリテーション科）

026

家族・遺族へのお作法⑥

お作法ランク C

最悪のニュースを家族に伝えるときはSPIKESで

提案者 片桐 欧氏（飯塚病院救急科）

救急外来では、外傷患者で障害が残る場合の病状説明や、不幸にも亡くなってしまったときに、何も知らない家族に最悪のニュースを伝えなければならない場面が多々ある。また、偶発的に癌の全身転移や透析が必要な腎障害などの所見が見つかり、本人に悪いニュースを伝えなければならないケースもある。

悪いニュースを伝えなければならないシチュエーションが多い一方で、救急外来では、時間的に余裕のない中で重要な決定が必要であったり、本人の同意取得が困難な場面も少なくない。患者や家族との信頼関係が構築できていないのも普通で、悪いニュースを伝えるには、かなり厳しい状況だと言える。

そんな場面では「SPIKESプロトコル」が参考になる 表1 。SPIKESプロトコルは、もともと腫瘍医療の領域で、悪い知らせを伝えるために開発されたコミュニケーションスキルだが、救急現場においても有用だ。

例えば、友だちと川遊びをしていて溺れて心肺停止状態で搬送された患者の家族に、その事実を伝える場合。まず、個室を用意し家族を案内する。看護師同席のもとで家族に、「○○さんについて、悪いお知らせがあります」と前置きして、「お友達と川遊びをしている最中におぼれて流されてしまいました。レスキュー隊が発見したときには、すでに心臓が止まっている状態で、すぐに救急搬送されました。私たちは心臓が再び動くために治療を行いましたが、残念ながら○時○分にお亡くなりになりました」といったように簡潔に伝える。

死亡したことを家族に伝えるのは、悪いニュースの中でも最も極端なケースだが、これは家族にとって苦痛であるだけでなく、臨床医にとっても大きなストレスとなる。死の告知におけるSPIKESプロトコルは、残された家族に加え、救急

表1 SPIKESプロトコル

S-SETTING UP the Interview （面談の設定）	・プライバシーに配慮した場所を確保し、他のERスタッフにもIC（インフォームドコンセント）をすることを通達した上で、座って話をする ・重要な他者を巻き込むようにする ・治療上のつながりを患者・家族と確立するようにする
P-Assessing the Patient's PERCEPTION （患者の病状認識の評価）	・オープンクエスチョンを用い、誤った理解を正す ・否認や非現実的な期待を傾聴するようにする
I-Obtaining the Patient's INVITATION （意思決定に関する患者の希望の確認）	・どのような情報が聞きたいか明らかにする
K-Giving KNOWLEDGE and Information to the Patient （患者への情報提供）	・悪いニュースを知らせることを相手に注意喚起する ・専門用語を使用しない ・過度に回りくどく言わない ・情報を少しずつ伝え、間を与える
E-Addressing the Patient's EMOTIONS with Empathic Responses （患者が抱く感情に共感的に対応）	・相手の感情的な反応を観察し、どのような感情であるかを明らかにする ・なぜその感情になったかを明らかにし、感情を表出するまでの時間を待ち、共感を表現するようにする
S-STRATEGY and SUMMARY （今後の方針とまとめ）	・次のステップについて話し合い、理解を検証する

外来スタッフについても、死亡告知によるトラウマを減らすのに役立つとされている。

●参考資料

1）日経メディカル Online：短期集中連載◎なぜ今『救急×緩和ケア』なのか　救急外来での「悪いニュース」の伝え方（2019/11/18）

2）Oncologist. 2000;5(4):302–11.

027

家族・遺族へのお作法⑦

お作法ランク C

「胸骨圧迫を続けますか」と家族に聞かない

提案者 **石上 雄一郎**氏（飯塚病院 連携医療・緩和ケア科）

事故などで重傷を負って危機的な状況でERに搬送されてきた患者の家族は、突然のことに混乱していることがほとんどだ。当然、医師との関係が築けていない中で、重要な決定が必要となる場面もあり、とまどいの連続となる。

そうした家族に接する上での大切なことは、蘇生中止などの判断を家族に委ねないこと。「このまま胸骨圧迫を続けた方がいいですか」「やめていいですか」「人工呼吸器つないでいいですか」など、家族に判断を委ねる言葉は慎みたい。

こうした言葉は、判断に対する責任を家族に背負わせることになるし、その後も、その判断をした家族に後悔の念が残りかねない。身内の蘇生中止を決定することが、家族（遺族）にとって強いストレスになることも知られている。

こうした急性期の場面では、家族に判断を迫るのではなく、患者の気持ちに共感しながらもある程度パターナリスティックに医師が判断をした方がよい。この「共感的パターナリズム」は、病態から患者の予後を医学的に分析し、医師がプロフェッショナルとして最もお勧めの選択肢を提示する手法であり、患者・家族だけでなく、医師自身の心理的負担軽減にもつながるとされている。

ただし、共感的パターナリズムでは、医師が選択肢を提示するにあたり、無意識に医師に都合の良い選択肢に誘導してしまう恐れがある。共感的パターナリズムの手法を使う場合は、そのリスクを念頭に置いておこう。

●参考資料

1）日経メディカル Online：短期集中連載◎なぜ今『救急×緩和ケア』なのか　part VI 心停止患者の家族にかけてはいけない言葉（2020/01/08）

2）日経メディカル Online：短期集中連載◎なぜ今『救急×緩和ケア』なのか　part V 救急外来での「悪いニュース」の伝え方（2019/11/18）

亡くなった担当患者の葬儀や弔問には行かない

提案者 **清水 政克**氏（清水メディカルクリニック［兵庫県明石市］副院長）

亡くなった患者にお線香をあげにいかない――。これは、在宅医療を始めてからの私のルールだ。正反対の意見をお持ちの医師も多くいらっしゃると思うし、私のルールを押しつけるつもりは毛頭ない。

在宅医療では、入院診療に比べて患者やその家族とのつきあいが深くなることが多い。癌患者などで自宅で療養を始めてあっという間に亡くなってしまう患者もいるが、神経難病の患者や認知症の高齢者などでは長い付き合いとなることもある。もちろん中には思い入れのある患者もいる。それでも、お通夜や葬儀に参列したり、ご自宅にお線香をあげに行くことはしない。

なぜ、そのようなマイルールを作っているのか。それは患者を区別したくないという理由に尽きる。私は在宅医療に関わるようになって12年程になるが、年間60人以上の方々を在宅で看取っている。その全員の葬儀や弔問に行くのは現実的に不可能だろう。あっちの患者は行って、こっちの患者には行かないとなるのが嫌なのだ。深くつきあえば当然、馬の合う人とそうでない人が出てくる。でも、患者との付き合いはあくまでも公平であるべきだし、患者を区別してはいけないと考えている。もちろん、当院のスタッフが物品回収や遺族のグリーフケアを兼ねて患者宅を訪れ、その際にお線香をあげることはある。こういったグリーフケア的な対応は、医師以外がした方がよいのではないかと感じている。

これを「お作法」とするかどうは、読者の判断にお任せしたいが、医師をやっていれば自分の担当患者が亡くなることは必ずある。葬儀に行かないと決めておけば、少なくとも行くか行かないかで迷うことはないのはメリットだ。そのときにどうするか、自分のルールを持っておくのは悪くないように思う。

死亡時刻は必ず腕時計で確認する

提案者 **清水 政克** 氏（清水メディカルクリニック［兵庫県明石市］副院長）

患者が息を引き取ったあと、患者が亡くなったことを証明する死亡診断が必要となる。死亡診断は、医師法19条に定められた医師の義務だが、深い悲しみにある遺族にとって、死亡診断時の医療者の振る舞い方には重要な意味合いを持つといえる。にもかかわらず、医学教育では死亡診断の仕方や死亡診断前後の振る舞い方を学ぶ機会がほとんどない。海外のレジデント向けの死亡確認ガイドライン 表1 や、わが国で地域の多職種で作成された「死亡診断時の医師の立ち居振る舞い」についてのガイドブックを基に、死亡診断のお作法を紹介しよう。ここでは、在宅における死亡診断時を取り上げるが、病院においても基本は同じなので、参考にしてほしい。

情報収集と身だしなみが大切

在宅での看取りの場合、医師が息を引き取るその現場に居合わせることはほとんどない。家族や訪問看護師から呼吸停止の連絡が入れば、急な容体変化でないことを確認し、患家への到着時刻を伝える。家族からの連絡の場合、慌てた様子があれば、そのまま救急隊を呼ばずに待つように伝える。訪問看護師に連絡していなければ、連絡するよう伝える。

なお、深夜・休日などに患者が患家で亡くなった場合、患者・家族との関係性によっては翌朝にうかがう場合もある。医師がすぐに看取りにいくよりも、患者と家族だけの時間を設け、そこに訪問看護師が寄り添うことが家族のグリーフ

表1 「死亡確認のガイドライン」[2)3)]を一部改変

① 死亡確認前の準備	・質問に答えられるように準備する ・看護師から情報収集する ・最近の様子について知っておく
② 状況の把握	・予測されていたことか、突然か ・家族に知らせているか ・剖検、臓器提供の意思はあるか ・信仰の有無
③ 部屋に入ってから	・落ち着いた態度、敬意を表す ・自己紹介をする ・立ち会っている家族が誰か確認する ・共感的な言葉をかける
④ 死亡確認の診察	・本人を確認し脈をとる ・対光反射を確認する ・心肺停止を確認する ・死亡時刻を確認する
⑤ 死亡診断書の作成	
⑥ 今後の相談	・今後何か問題が起こったり相談があるときは、後日連絡するよう家族へ伝える
⑦ 後日家族から連絡があったとき	・時間を十分に取る ・家族の現状を尋ねる ・注意深く話を聞く ・共感的な対応をする

ケアになることもあるからだ。

患家に赴く前には、カルテを確認し、病名、病歴、最近の様子、直前の状況などについて情報収集を行い、家族からの質問に答えられるように準備する。亡くなる直前の情報や家族の死別の受け入れなどについて、訪問看護師から情報を得られるとよい。

身だしなみを整えることも大切だ。清潔な服装か、寝ぐせや眼脂がないかなどをチェックする。華美なアクセサリーは避け、メイクは清潔な印象を心掛ける。できれば素足は避ける。また、使用するペンライトの点灯を事前にチェックしておく。時計は、スマートフォンなどでない方が望ましい。

患家では落ち着いた雰囲気を心掛ける。まず、家族にねぎらいの言葉をかけ、初対面の家族がいる場合は自己紹介を行い、その家族が誰かを確認する。そして「あれからどうでしたか」といったできるだけ開かれた質問（オープンクエスチョン）で、前回の診察以降の経過をうかがう。そう問い掛けることで、家族が気にしていることを話してもらいやすいように思う。その際は、沈黙を長めに取るように意識し、家族の説明には口を挟まず、共感的態度で傾聴に努める。

死前喘鳴について、本人は苦しくなかったのかと気にする家族は多い。「それはご心配でしたね」と共感的態度を示した上で、死前喘鳴について「亡くなる直前の方、皆さんに起こる現象です。ご本人は意識が薄れているので苦痛はあまり感じていなかったのではないでしょうか」と説明する。

事務的にせず生前と同様に接する

家族が落ち着いていることを確認して、死亡確認を行う。「いつもどおりに寝ているみたいですね。ちょっと診させてもらいますね。失礼します」などと述べてから、頭部や頸部など患者の身体に異状がないことを確認した上で、聴診器・ペンライトを用いて死の三徴候（対光反射消失・呼吸停止・心停止）を確認する。生前と同じように接して診察し、事務的にならないように配慮する。

診察後は、衣服や布団を整える。患者が死亡したことが家族に確実に伝わる言葉を選んで、意識してゆっくりと説明するとよい。

その後、死亡診断書を作成する。死亡診断書の「死亡したとき」は、医師が死亡確認をした時刻ではなく、家族などが心肺停止を判断した時刻を記入する。しかし場合によっては、家族と共に死亡を確認した時間を死亡時刻としても差し支えない。なお、死亡診断書の書き方については、事前に厚生労働省「死亡診断書（死体検案書）記入マニュアル[4]」の最新版に必ず目を通しておく。

死亡診断書に必要事項を記載したら、内容に間違いがないかを家族とともに確認する。そして左側半分は家族が記載すること（書き方は葬儀社などが教えてくれる）、死亡診断書は1通しか発行できず、役所に提出することになるため、生命保険の受取などで必要となる場合に備えてコピーを取っておいた方がよいこと――などを説明する。また、カルテなどに死亡診断書の情報を記載する必要があるため、医師も死亡診断書のコピーを保管しておく。

点滴などの医療用デバイスが身体に残っている場合には、それらを抜去する。近年はペースメーカーの取り外しは不要となっているが、ペースメーカーが入っている場合には一応、葬儀社にその旨を伝えておくよう家族に説明する。

医療用麻薬の充填されたデバイスや点滴・輸液セットなどの物品は回収し、後日適切に廃棄処分にする。訪問薬剤管理指導を受けていた患者の場合は、薬局に連絡して物品の回収を依頼する。暑い時期であれば、冷房をつけて室内の温度を低めに保つよう指示する。

最後に、今後何か問題が起こったり相談事があったりするときには、いつでも連絡するよう家族に伝え、本人・家族に別れの挨拶を行い、患家を退出する。

死亡診断に際しては、患者・家族への尊敬の気持ちを表現することを心掛け、亡くなる場所が病院であれ自宅であれ、患者・家族のこれまでの選択が間違っていないことなどを言葉で伝え、家族の決断を支持するとよい。

医師から「大往生でした」「年齢的にも悔いはない」などの言葉は決して述べないよう、くれぐれも注意を払いたい。

●参考資料

1） 木澤義之、山本 亮、浜野 淳、『いのちの終わりにどうかかわるか』（医学書院、2017年）

2） Bailey FA, et al., Palliat Support Care 2005;3:107-114.

3） 地域の多職種でつくった『死亡診断時の医師の立ち居振る舞い』についてのガイドブック. 2014.
http://www.zaitakuiryo-yuumizaidan.com/docs/booklet/booklet29.pdf

4） 厚生労働省 死亡診断書（死体検案書）記入マニュアル

先輩医師から一言

死亡診断は、医者にとってはルーチンワークでも、家族にとっては大きな出来事。
（30歳代病院勤務医、小児科）

死亡時刻宣告のときに腕時計を付けておらず、隣にいた若い医師に時間を尋ねたら遺族の方からすごく怒られました。医師には腕時計が必要だなと思いました。
（40歳代診療所勤務医、循環器内科）

030

臨床推論のお作法①

お作法ランク A

専門医でも見た目だけでは水虫は診断できない

提案者 常深 祐一郎氏（埼玉医科大学皮膚科 教授）

足白癬、いわゆる水虫は、非常にありふれた皮膚疾患の一つだ。皮膚科医以外でも担当患者から足のかゆみや皮がむけていることについて相談を受け、抗真菌薬を処方したことがある医師も多いだろう。

しかし、足の指周囲に発症する皮膚疾患は水虫だけではない。見た目や患者が訴える症状のみで水虫と診断するのは非常に危険である。どんなに優秀な皮膚科専門医であっても、見た目だけで水虫か否かをすべて正確に言い当てられる者はいない。正確な診断を下すためには、顕微鏡検査（鏡検）が必須である。

「水虫？ 試しに外用抗真菌薬」はNG

とはいうものの、皮膚科医以外の医師が、外来などで「自称水虫」を訴える患者に対して、全例で鏡検を行うことが難しいのは理解できる。とりあえず抗真菌薬を処方し、効果があれば水虫、効果がなければ水虫以外の疾患……といった“診断的治療”が行われることも多いようだ。

だが、これもNG。ぜひやめていただきたい。実際に水虫だったとしても、抗真菌薬には刺激性があるため、病変部の状態に合わせた適切な基剤の外用抗真菌薬を使わないと、病状を悪化させることがある。こうしたケースで、病状を悪化させてから皮膚科を受診することもあるが、この段階では、抗真菌薬を使ってしまっているので、その影響で、鏡検で真菌が検出されなくなる。こうなると、抗真菌薬の影響がなくなるまで待って、改めて鏡検するしかない。患者も、皮膚科医も、不幸である。

また、近年では様々なタイプの水虫薬がOTC薬として売られている。「足の皮がむけた」「強いかゆみがある」といった症状から、自己判断で市販薬を長期間使用している患者も多いようだ。こうした水虫薬のCMでも、水虫の症状としてかゆみを強調する表現がなされている。しかし実際は、水虫と診断された患者のうち、かゆみを訴えていたのは1割ほどだったとの研究報告もある。

皮膚科医以外の医師の中にも、水虫と言えば足の皮がむけるもの、水疱ができるもの、強いかゆみを伴うものと決めてかかっている場合がある。しかし、先にも述べたように、水虫は見た目だけで診断できないし、症状も千差万別で、患者の訴えから診断を下すことも危険である。

抗真菌薬を処方するときは必ず鏡検を行い、勤務する医療機関内で鏡検ができない場合は外注検査を利用したり、皮膚科専門医へ紹介しよう。

●参考資料

日経メディカル Online：短期集中講座 水虫治療 常識のウソ◎「水虫は痒い」はウソ、「試しに抗真菌薬」はNG（2012/07/02）

先輩医師から一言

内科で検査もせずに水虫の薬を塗られてかぶれて受診ということもある。
（30歳代病院勤務医、皮膚科）

やはり臨床症状から白癬と診断することは危険です。最近の薬剤は真菌検査での確定診断がないと保険も通りません。
（40歳代病院勤務医、皮膚科）

専門医でも見ただけでは水虫とは分からない。掌蹠膿疱症として長い期間治療されていた患者様が、真菌検査で陽性だったこともある。必ず検査すべき。
（40歳代診療所勤務医、皮膚科）

手湿疹だと思っても手の水虫ということもあります。診断する場合は必ず顕微鏡で検査をすることが必要。
（50歳代病院勤務医、皮膚科）

031

お作法ランク A

「突然の××」は何をしていた時かを確認する

提案者 岸田 直樹氏
（総合診療医・感染症コンサルタント/北海道科学大学薬学部客員教授）

痛みを訴えて受診した患者について、発症様式（Onset）を確実に聞き取ることは重要だ。発症様式は、大きく「突然に（Sudden）」「急に（Acute）」「徐々に（Gradually）」の3つに分けられる。

特にしっかり聴取したいのは、Sudden Onsetだ。数秒から数分にかけて痛みが頂点に達するもので、裂ける/ねじれる、破れる、詰まる、穴が開く/貫く——といった、緊急処置が必要となる病態であることが多い 表1 。疾患でいえば、急性心筋梗塞や大動脈解離、脳梗塞や脳出血、消化管穿孔、腹部大動脈瘤破裂、子宮外妊娠、卵巣出血、腸管膜動脈閉塞症や各種捻転なども考えられる。特に、Acute Onset（数分から十数分かけて痛みが最強になる）との違いを曖昧にしないことが大切だ。

しかし、そのためには問診の仕方に工夫が必要だ。患者に「急に痛くなったのですか」と聞くと、突然であっても「はい」と答えることが多い。また、「突然に痛くなったのですか」と聞いても、患者が正しく答えてくれるとは限らない。

患者の持つ言葉のイメージと、医療者側が考える意味が一致しないことは少なからずあるが、「突然」という言葉もギャップが大きい言葉の1つだ。患者は、「昨日にはなかったが気付いたら起こっていた」場合や、「ここ何日かの間でいつの間にか起こっていた」といった場合も、「突然起こった」と表現することがある。

そこで、患者には「何をしている時だったか分かりますか」と問い掛ける。「食事中で、おひたしを食べようとした時」といったように、具体的な瞬間を話してくれたら、それはSudden Onsetといえる。

表1 「突然」に起こる重篤な病態の覚え方

＜TROP（トロップ）＞

T：Tear/Torsion　裂ける/ねじれる
R：Rupture　破れる
O：Obstruction　詰まる
P：Perforation/Penetration　穴が開く/貫く

「ゴルフをしていたとき」と言うだけでは、SuddenかAcuteかは判別できない。さらに踏み込んで、「何をしていたときか覚えていますか」などと聞いてみて、「3番ホールで○○さんがパターを打ったとき」などと具体的な瞬間が出てきたら、Sudden Onsetだ。突然発症か急性発症かで、鑑別が違ってくる。必ず確認するようにしたい。

先輩医師から一言

よく聞いてみると急性ではないことがしばしば。
（50歳代病院勤務医、眼科）

Acute Onsetであるかどうかを鑑別できる。
（30歳代病院勤務医、循環器内科）

急性発症は血管病変の可能性があるため、早期の対応が必要。
（30歳代病院勤務医、循環器内科）

急性発症は，発症日時を聞くより、何をしていたときかを聞いた方が判断しやすいことが多い。
（30歳代病院勤務医、脳神経外科）

診断テクニックとして有用であると思います。
（30歳代病院勤務医、整形外科）

「急に痛くなった」と言われてもSudden Onsetかどうかは判断できないので。
（20歳代病院勤務医、糖尿病科）

032

臨床推論のお作法③

お作法ランク A

よくある疾患の非典型例は まれな疾患の典型例より多い

提案者 **岸田 直樹**氏

（総合診療医・感染症コンサルタント／北海道科学大学薬学部客員教授）

「鑑別診断の3C」と言われるものがある。Common：よくある疾患、Critical：見逃すと致死的な疾患、Curable：有効な治療法のある疾患——のことで、いずれも臨床現場で特に見逃してはいけない疾患だ。中でも、頻度の高い疾患、つまり「コモンな疾患」と、重症度が高い「クリティカルな疾患」を特に見逃さないようにしたい。

そのためには、患者の主訴から想起される疾患や病態を挙げ、問診や身体所見、検査所見などから、「その疾患らしさ」「らしくなさ」を絞り込んでいく。「臨床推論」は、そうした確定診断に至るまでの、医師の思考プロセスだ。

推論していく上で大切なことは、患者への質問に目的を持たせること。漠然と問診していても、いつまでたっても答えにたどり着けないばかりか、誤った方向に行ってしまうことにもなりかねない。患者へのこの質問によって何がrule inできるか、何をrule outしたいのか、それを意識しながら問診することが、早く的確に鑑別するためのコツだ。

難しいのは「よくある疾患の非典型例」

では、ここで問題。次の4つを、頻度が高い順に並べよ。

（1）まれな疾患の非典型例

（2）まれな疾患の典型例

(3) よくある疾患の非典型例

(4) よくある疾患の典型例

（1）の「まれな疾患の非典型例」が最も少なく、（4）の「よくある疾患の典型例」が最も多いことは誰でも分かる。では、（2）の「まれな疾患の典型例」と（3）の「よくある疾患の非典型例」では、どちらが多いか。

答えは（3）の「よくある疾患の非典型例」だ。つい、まれな疾患に着目しがちだが、当たり前だが頻度が高いのはよくある疾患であり、日々の診療はよくある疾患にあふれている。

難しいのは、それらがみんな教科書通りではないこと。典型的な症状や所見が見当たらないことは少なくない。特に、高齢者の場合には症状に乏しいことが多い。例えば、インフルエンザの症状は典型的には高熱、頭痛、関節痛、筋肉痛、全身倦怠感、咳などの呼吸器症状、鼻汁、咽頭痛などだが、高齢者ではこうした典型的な症状が出にくいことがある。また、肺炎や尿路感染症を生じていても、特異的な症状がなく、体動の減少や食欲不振、何となく元気がないといった程度のことがある。

まれな疾患であっても、典型的な経過をとった場合には、鑑別疾患に挙がってさえいれば診断にたどり着くのはさほど難しくない。一方で、コモン な疾患であっても経過が非典型的な場合には、鑑別に挙がらず診断できなかったり、大きく遠回りをしてしまうこともある。臨床推論に手こずって診断を誤らないために、よくある疾患の非典型例を見落とさないようにしたい。

先輩医師から一言

これが試験勉強と臨床の違いなんだな。
（40歳代病院勤務医、一般内科）

診断学の基本的な考え方の一つ。
（50歳代病院勤務医、臨床検査科）

学生時代に珍しい疾患ばかりが印象に残ったんだろうな、と思う若手が散見される。
（50歳代診療所勤務医、小児科）

インフルエンザとしか思えないカンピロバクター腸炎が来るのが実臨床。
（50歳代病院勤務医、精神科）

033

臨床推論のお作法④

お作法ランク A

クリティカルな疾患は必ず除外する

提案者 岸田 直樹氏
（総合診療医・感染症コンサルタント／北海道科学大学薬学部客員教授）

お作法32でも紹介した「鑑別診断の3C」（Common：よくある疾患、Critical：見逃すと致死的な疾患、Curable：有効な治療法のある疾患）のうち、特に救急外来で見逃してはならないのは、Criticalな疾患だ。特に緊急性の高いクリティカルな疾患は、常に念頭において必ず除外するようにしたい。

そうは分かっていても、見逃してはいけない疾患を全て覚えるというのは、なかなか難しい。最低限、除外診断をすべきは、致死的な疾患や、すぐに対応が求められる疾患、つまり緊急性が高く、重篤度の高い疾患であり、主訴ごとにまとめておくといいだろう。例えば、頭痛ならクモ膜下出血や髄膜炎、胸痛なら心筋梗塞、大動脈解離、肺塞栓、腹痛なら虫垂炎や大動脈解離——といった具合だ表1。

鑑別診断を絞り込むときに重要となるのがレッドフラッグサイン（危険信号）

表1 主訴ごとの主な緊急性の高い重篤疾患

主訴	疾患
頭痛	クモ膜下出血、髄膜炎、緑内障、椎骨脳底動脈解離、側頭動脈炎
胸痛	心筋梗塞、肺塞栓、大動脈解離、気胸、食道破裂
腹痛	虫垂炎、大動脈瘤、消化管穿孔
咽頭痛	喉頭蓋炎、咽後膿瘍
腰痛	大動脈瘤、馬尾症候群、硬膜外膿瘍

だ。レッドフラッグとは「見逃してはいけない疾患を示唆する徴候や症状」のこと。主訴ごとに鑑別疾患は異なるため、レッドフラッグサインも変わる。レッドフラッグに当てはまる症状や病態が見られる場合、重症度・緊急度が高まる。複数のレッドフラッグサインを呈する患者は超要注意だ。

典型的な症状が見られなくても疑う

とはいえ、すべての患者が教科書通りのレッドフラッグを呈するとは限らない。そこで重要なのは、典型的な症状にとらわれ過ぎないことだ。

例えば、虚血性心疾患は、救急で見逃してはならない疾患の1つだが、これを見逃さないために、患者が口から臍までの何か症状を訴えたときには、必ず一度は虚血性心疾患を疑うようにしたい。具体的には、胸痛がなく、首や肩が凝る、背中が痛い、胃がおかしいといった訴えだけであっても、必ず虚血性心疾患を疑い、除外診断することが大切だ。

もし、さらに胸痛や呼吸不全があれば、その疑いは深まる。教科書的には、丁寧な問診はとても大切とされているが、時と場合によりけり。胸痛や呼吸不全が見られたら、患者にじっくり話を聞く前に、心筋梗塞などの虚血性心疾患の除外診断を先行させることが肝心だ。救急では臨機応変さが求められる。除外できてから、じっくり話を聞くようにしよう。

同様に、首から上で「突然、何かがあった」という訴えの場合には、必ずクモ膜下出血を疑う。クモ膜下出血というと、「バットで殴られたような強い痛み」とか「人生最悪の痛み」と表現されるように強い痛みを思い浮かべるかもしれない。しかし、必ずしも痛みとして感じるとは限らないようで、「何かヘンだ」としか表現しない患者もいる。痛みばかりを気にしていては、見逃しかねない。

●参考資料

1） 日経メディカル Online:Cadetto特集◎はじめての当直 Vol.1 当直のキモは開始前にあり！(2013/04/01)
2） 日経メディカル Online：Cadetto特集◎救急Tips99【Vol.11】見逃しを防ぐ（その1）　頸部外傷は麻痺がなくても頸椎骨折を疑う（2016/04/18）

034

臨床推論のお作法⑤

お作法ランク A

「CRP高値≠細菌感染」「CRP高値≠重症」

提案者 薬師寺 泰匡氏（薬師寺慈恵病院）

CRP（C反応性蛋白）は、炎症や細菌感染の可能性を探る指標として頻用されている。臨床の医師であれば、CRPを目にしない日はないだろう。

しかし、CRPの正しい意味を理解している医師は思いのほか少ない。CRPは、肺炎球菌菌体のC多糖体と沈降反応を起こすことから、この名が付けられた。体内のどこかで炎症が起こると、血液中のマクロファージから炎症性のサイトカインが分泌される。これらのサイトカインは細胞に炎症が生じたことを伝達する働きを持つが、CRPもサイトカインの情報伝達によって産生が促される。主に肝臓で合成されると考えられている。

そのため、血中のCRP濃度が上昇していると、身体のどこかで炎症が起こっていることが推定できる。特に細菌感染では体内で劇的な組織障害が起こり、サイトカインが多量に分泌されるため、それに伴ってCRPの産生量も増加して高値を示すことが多い。

しかし、CRPは必ずしも万能な検査項目ではない。CRPが高値であれば、身体のどこかに炎症が起こっていることが推測されるが、細菌感染だけでなく癌や膠原病などでもCRPは高値となり得る。また、肝硬変などを患い、肝機能が著しく低下している患者は、どんなに重度な炎症が生じていたとしても肝臓でCRPを産生することはできなくなる。さらに、CRPの産生量には大きな個人差があることも分かっている。実際、細菌感染に対するCRPの感度・特異度は、ともに70％を下回るとの報告もある。

CRPをどの程度重視するかは、実は、国によって大きな違いがあるらしい。例えば米国でCRP値の報告をすると「Nonsense !」と一蹴される。一方、日本では、診察上CRPを重視する医師が多く、CRPを重視するあまりに誤った診断が下されることもある。誤解している医師も多いようだが、「CRP高値＝細菌感染」「CRP高値＝重症」ではないのだ。肝に銘じたい。

炎症の経時的変化を追う指標としては有用

とはいうものの、CRP値は経時的に調べれば、炎症が改善しているかどうかの推移を見るのには有用だ。また、自覚症状が出にくい高齢者では、偶然受けた健康診断でCRP値が非常に高く、精密検査の結果、癌が発見された、というように、身体の中で「何かが起こっている」サインとなるケースもある。

CRPを、スクリーニングや経過観察に利用する場合もあるかもしれないが、過信しすぎると痛い目を見ることもある。当たり前のことだが、CRPだけで評価するのではなく、身体所見や他の検査結果などから、総合的に評価することが大切だと言えるだろう。

●参考資料

日経メディカル Online：薬師寺泰匡の「だから救急はおもしろいんよ」◎「CRP神話」を問う（2015/01/13）

先輩医師から一言

CRPの値で重症度を決める医師が多いのが情けない。
（60歳代病院勤務医、一般内科）

CRPをありがたがるのは日本だけ。
（50歳代病院勤務医、麻酔科）

赤沈を知らない世代は「CRP=炎症反応」だと鵜呑みにしているが、炎症の推移をみるもの。
（60歳代開業医、一般内科）

感染症の診断や治療後の効果判定に、CRPを指標にすることが多いと思うが、そもそもCRPは上昇・下降にタイムラグがあり、検査当日の炎症の活動性を反映しているとは言えない。
（50歳代病院勤務医、一般内科）

035

臨床推論のお作法⑥

お作法ランク B

髄膜炎を疑ったら急いで血培→抗菌薬→腰椎穿刺

提案者 **薬師寺 泰匡**氏（薬師寺慈恵病院）

細菌性髄膜炎は、緊急度も重症度も高い、決して稀とは言えない神経内科的救急疾患である。根本的な治療は抗菌薬の投与だが、迅速かつ的確な診断と治療の開始が求められる。細菌性髄膜炎は急激に悪化することがあり、治療が1時間遅れるごとに予後が悪くなるからだ。細菌性髄膜炎の死亡率は30％以上。救命の可能性を高めるためには、細菌性髄膜炎が疑われた段階から、医師、看護師、臨床検査技師などがチーム一丸となって立ち向かう必要がある。

三徴のどれか＋髄膜炎症状なら髄液検査を

細菌性髄膜炎で「頭痛」「後部硬直」「意識障害」の三徴が現れることは、医師なら誰もが知っている。高熱や意識障害のある患者を診察する際、真っ先に首の硬さをチェックする医師も多いだろう。しかし、これら三徴がすべてそろうのは髄膜炎患者の3人に1人以下ともいわれている。首の動きが柔らかいからといって細菌性髄膜炎を除外するのは危険だ。

ある研究によれば、髄膜炎患者の95％は三徴のうち2つ以上の症状があり、99～100％は少なくとも1つ以上の症状があったという。つまり、三徴のうちどれか1つでも認められ、嘔吐など三徴以外の髄膜炎症状があるときは、髄液検査を行うことが大切だ。

その際、多くの医師が悩むのが「どのタイミングで髄液検査を行うか」だろう。髄液検査を行うためには、頭部CT検査を行って頭蓋内病変を否定し、必要物品を準備しなければならない。また、状態が悪い患者には来院と同時にルート確保を行うのが普通だ。腰椎穿刺を行うにしても、どんなに急いでもある程度の時間がかかる。

しかし、先にも述べた通り、細菌性髄膜炎は一刻を争う疾患である。迅速な治療開始が良好な予後につながるのだ。抗菌薬を投与する前に腰椎穿刺をし、グラム染色をして細胞を確認し……などと悠長なことをやっている時間はない。

そこで、強くお勧めしたいのが、「検査と治療を同時並行で行う」というやり方だ。来院時、ルート確保する際に一般的な血液検査用と血液培養用の静脈血を採取し、橈骨動脈などから血液ガス分析と血培用の動脈血を採取する。それと同時に尿や吸引痰などの検体も採取し、検体を全て採り終わったら直ちに抗菌薬を投与するという手順だ。

頭部CT検査や腰椎穿刺は、抗菌薬の投与を開始してからでよい。臨床的に明らかに脳ヘルニアを疑う初見がなければ、頭部CTを行うことで得られる利益よりも、時間経過のリスクの方が高くなるだろう。また、髄液中の細胞数は抗菌薬を投与した直後に影響を受けることはないため、腰椎穿刺前に抗菌薬の投与を開始しても診断の妨げになることはない。

細菌性髄膜炎が疑われるときは迅速に血培を採り、抗菌薬投与→腰椎穿刺の順に迅速な流れで対処していこう。

●参考資料

日経メディカル Online：薬師寺泰匡の「だから救急はおもしろいんよ」◎病院ぐるみで対抗！帰ってきた髄膜炎（2015/03/10）

先輩医師から一言

救急対応の基本だと思う。
（30歳代病院勤務医、脳神経内科）

ただしウイルス性髄膜炎が流行している時は採血でWBC増多の有無を見て。
（60歳代病院勤務医、一般内科）

腰椎穿刺ができるかどうか悩んでいる時間がもったいないから、まず血液培養とって抗菌薬をいくべき。抗菌薬入っていても髄液陰性化までには時間がある。
（20歳代病院勤務医、初期研修医）

髄膜炎は緊急的な疾患なので、先に抗生剤を使っても、2-3時間以内に髄液検査を行えば、培養結果に影響は少ない。
（40歳代病院勤務医、小児科）

036

臨床推論のお作法⑦

お作法ランク
B

明らかにインフルエンザなら検査キットなしで診断していい

提案者 **薬師寺 泰匡**氏（薬師寺慈恵病院）

「家族が数日前からインフルエンザを発症している」「昨日から小学校がインフルエンザで学級閉鎖になった」――。

インフルエンザが猛威を振るう時期に、このような「状況証拠」がそろった発熱患者に診察室で遭遇したら、どう対処すればよいだろうか。

熱の上がり方、関節痛や筋肉痛、上気道症状など、症状の特徴もインフルエンザと同様であれば、検査するまでもなくインフルエンザと診断するのが妥当だろう。周囲でインフルエンザの流行が見られるのであれば、なおさらである。

しかし最近では、明らかにインフルエンザであるにもかかわらず、検査をするケースが増えているようだ。患者が希望してくるケースも少なくない。

1999年にインフルエンザの迅速診断キットが発売されて以来、インフルエンザに感染しているか否かをごく短時間で調べられるようになった。だが、これらの迅速診断キットには、「特異度は高いが感度は低い」という特徴がある。つまり、実際はインフルエンザに感染しているにもかかわらず、検査上は陰性と判定されることも多々あるのだ。

「陰性ですね。明日もう一度検査を」の愚

特に発症後12時間以内は、咽頭拭い液に含まれるインフルエンザウイルスが少ないため、検査キットではウイルスを検出できず偽陰性になりやすいことが知られている。抗インフルエンザ薬の投与時間を考慮すれば、迅速診断キットで

の検査は、発症後12時間以降48時間以内に行うことが望ましい。だが、当たり前だが、検査を希望する患者が、そんなにタイミングよく受診するとは限らない。特に、発症から12時間以内に来院する患者が少なくないのだ。状況証拠があろうがなかろうが、ここでキットによる検査をすることに、どれだけの意味があるのだろうか。

中には、発症から12時間以内に迅速検査キットを使って検査を行い、陰性の判定となって、「ちょっと検査するには早かったかな。また明日来てくださいね」などという医師もいるらしい。これでは、体調が悪い中で二度も通院させられる患者さんがかわいそうなだけでなく、その患者が待合室などで他の患者に感染させるリスクもある（インフルエンザでなければ他の患者からインフルエンザをもらうリスクにもなる）。翌日に受診させるほどインフルエンザを疑っているのなら、素直に初回にインフルエンザだと診断すればいいし、インフルエンザではないと思っているのなら、診断を無意味に遅らせるのではなく、別の疾患の可能性を早急に検討すべきだ。

迅速診断キットがなかった1998年以前のことを考えてほしい。当時の医師は、症状や“状況証拠”から当然のように患者をインフルエンザだと診断していた。現代の医師が、検査なしでインフルエンザ診断ができないわけがない。迅速検査キットを便利に使うのはいいが、医師がそれに振り回される必要はないのだ。

●参考資料

日経メディカル Online：薬師寺泰匡の「だから救急はおもしろいんよ」◎検査キットに振り回されるインフルエンザ診断（2017/02/16）

先輩医師から一言

検査キットで100％検出できるわけではないので。
（30歳代病院勤務医、産科・婦人科）

明らかに身近にインフルエンザ陽性者がいて症状が一致していれば診断してもいいと思う。
（50歳代診療所勤務医、眼科）

流行期で近くに患者がいれば検査なしでインフルエンザと診断できる。検査不要。
（40歳代病院勤務医、血液内科）

インフルエンザ迅速キットで陰性でも、発症後数時間ではウイルス量が少なく信頼できない。（50歳代病院勤務医、一般内科）

指導医へのプレゼンは「ワンセンテンスサマリー」で簡潔に

提案者 岸田 直樹氏
（総合診療医・感染症コンサルタント／北海道科学大学薬学部客員教授）

医師の仕事は、日々、プレゼンテーション（プレゼン）の連続だ。申し送り、指導医への報告、他院へ転院させる際など、目的に合わせた簡潔で過不足のないプレゼンが求められる。

例えば、ある日の救急外来で研修医が

> 高血圧、脂質異常症、コントロール不良の糖尿病のある、重度肥満と喫煙歴のある69歳男性が、雪かきをした後から2時間ほど続く冷や汗を伴う胸痛で救急車搬送されてきました！

といったプレゼンをしてきたとする。これを聞いて、ACS（急性冠症候群）を想起しない指導医はいないだろう。しかも、「急いで来てください！やばいです！」と伝えるメッセージになっている。このように「伝わるプレゼン」が重要であり、そのスキルを磨くことが大切だ。

「デキるプレゼン」になる魔法のフォーマット

そのスキルは、実は、ワンセンテンスサマリーのフォーマットを用いることで簡単に身に付けることができる。あなたのプレゼンが、このフォーマットを使うだけで「デキるプレゼン」になる魔法のフォーマットだ。使い方は、表1の①から

表1 ワンセンテンスサマリーのフォーマット

① のある　② 歳、③ 性が、④ 間続く　⑤ を伴う
⑥ で、⑦で受診。⑧を認めています。

① 関連する既往歴・服用歴など
② 年齢
③ 性別
④ 症状の期間
⑤ 有意な随伴症状
⑥ 主となる症状
⑦ どのように病院に来たか
⑧ 重要なバイタルの異常、症状、所見があれば追加

※ ①②③は、よく知っている患者であれば「○○さん」とすることで省略可。
例）肺癌で××で治療中の○○さん、先ほど話していた○○さん　など

⑧の「病態を表す」ために有用な情報を収集し、以下のフォーマットに落とし込むだけ。

例えば、この症例。腹痛と下痢を訴えて12月19日に来院した24歳女性。12月16日の就寝前から38℃台の発熱が始まり、その後すぐに1日6回程度の水様性の下痢を認めた。軽度の間欠的腹痛と嘔気があったが、水分摂取はできていたため様子をみていたが、18日には食欲低下と倦怠感が強くなったため来院。過敏性腸症候群の既往があるが、現在は服用薬はない。体温36.8℃、血圧120/80mmHg、脈拍68回/分、SpO_2 100％(室内気）だった——。

これを、フォーマットに当てはめると、

過敏性腸症候群の既往のある24歳女性が、3日前からの水様性下痢と発熱で来院。間欠的な腹痛あり、食欲低下を認めている。

となる。要素を、順番にフォーマットに当てはめているだけであることが分かるだろう。

これだけでも十分、デキるプレゼンだが、「さらにデキるプレゼン」にするには、よくある病態・見逃してはいけない病態を考えて、それに関連したPertinent negatives（陰性所見）を最後に付け加える。例えば、

> 過敏性腸症候群の既往のある24歳女性が、3日前からの水様性下痢と発熱で来院。間欠的な腹痛あり、食欲低下を認めています。が、血便、生ものの摂取、シックコンタクト、1年以内の海外旅行、ペット飼育、抗菌薬含め内服歴はなく、バイタルは安定しています。

といった具合だ。

このように、最後にさらっと「○○は認めていません」と伝えることで、自分が「○○疾患も考えたが、それはなさそう」という思考過程をうまく伝えることができる。特に、緊急性のサイン（レッドフラッグサイン）がないと言えれば、極めて大きなアピールになる。

ただし、患者は「あった」ことはいろいろ話すが、「なかったこと」はこちらから聞かない限り話してくれないことがほとんどだ。「ない」ということを確認するという意図的な質問ができるかどうかが鍵となる。

●参考資料

江別市立病院総合内科、『迷いやすい症例から学ぶジェネラリストの診断力』（羊土社、2011年）

先輩医師から一言

長々詳細に話されても、特に電話での場合、緊急性があっても伝わりにくいので、手短に要点を話してほしい。追加で知りたい情報はこちらから質問するので。（30歳代病院勤務医、麻酔科）

上級医へのプレゼンでは、まず最初に上級医に何をしてほしいか（診察や読影の依頼、入院や手術適応の有無の決定）を伝えてほしい。細かい情報はカルテを見れば分かるので、電話で伝えるのは自分がその考えに至った根拠となる病歴や所見のみでよい。（30歳代診療所勤務医、腎臓内科）

038

当直のお作法②

お作法ランク A

夜間などで上級医に連絡するかを迷ったら、連絡する

「バイタルサインや各種検査では大きな異常を認めないものの、クリティカルな疾患を完全には否定できない」「緊急手術や転送が必要か、朝まで待機できるかの判断がつかない」——。当直時、そうした悩ましい局面になったとき、上級医や主治医、他科の医師などにコンサルテーションを求めたいが、深夜であれば呼び出しを躊躇する気持ちにもなるだろう。

しかし、先輩医師の意見を総合すると、どうやらその逡巡は必要ない。当直では、「迷ったら迷わず相談」が鉄則だ。

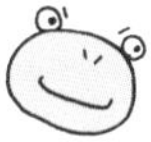

急患を帰らせるかどうか、1人では判断しない

日経メディカル Onlineの医師を対象とした過去の調査では、「コンサルテーションを求めるかどうかを迷う場面」として挙がったのは、「画像診断に自信がないとき。読影の相談だと来てもらわなければならないので」(40歳代女性、リハビリテーション科)、「かぜ様症状程度だが、基礎疾患が重いとき」(50歳代男性、眼科)、「あと2〜3時間もすればその医師が出勤してくる微妙な時間帯のケース」(40歳代男性、内科)——など、多岐にわたった。

研修医に限らず、多くの医師が当直時に判断に迷う場面に出くわしていることが分かる。だが、迷った末に自分1人で対処し、結果として患者が好ましくない転帰をたどった場合、トラブルの原因となるばかりか、自分自身のトラウマにもなりかねない。

特に、「初期研修中や研修が終わったばかりの医師が、上級医への相談なしに、救急外来に来た患者を帰宅させるかどうかを1人で判断をするのは危険」と

表1 院内救急対応システム（RRS）起動基準の例

項目	内容	指標
全般事項	患者に関する何らかの懸念	
呼吸器系	新たな自発呼吸回数の変化	8回/分以下、または28回/分以上
	新たな酸素飽和度の変化	SpO_2 90%未満
循環器系	新たな収縮期血圧の変化	90mmHg未満
	新たな心拍数の変化	40bpm以下、または130bpm以上
尿路系	新たな尿量の低下	50mL/4時間以下
神経系	新たな意識レベルの変化	

『RRS院内救急対応システム』（児玉貴光・藤谷茂樹監修、メディカル・サイエンス・インターナショナルより）

考える医師は多く、むしろ積極的に相談すべきといえる。

「何となく気になる」を大切に

救急外来でまず注意すべきは、バイタルの異常だ。どこからを異常と見なすかの基準としては、院内救急対応システム（Rapid Response System）の起動基準が参考になる。表1は、その一例だ。これは、入院患者の異常時に、最悪の事態を避けるために専門チームを呼ぶかどうかの基準。他に、日本臨床救急医学会の救急度判定システム「JTAS」のトリアージ基準も参考になる。こうした基準を下回ったら、迷わずに指導医・上級医を呼んで構わない。

一方、先輩医師からは「バイタルや検査データに異常がなくても、顔色や雰囲気などから何かおかしいと感じたら相談してほしい」といった声も少なからず寄せられた。「何となく気になる」を放置して、後悔したという経験を持つ医師は多いようだ。医師としての「何となくおかしい」という感覚を軽視しないことが大切だ。

なお、上級医にコールしたときには、問題点や鑑別疾患に関係のない情報はできるだけ省き、「今、何が問題なのか」を明確に伝えることがポイントだ（本書、お作法037参照)。特に、急性疾患が疑われ、短い時間で要点を伝達する必要がある場合は、優先順位をはっきりさせるようにする。

「自分で判断が付かないときは、『20歳女性、虫垂炎だと思います』『先生、解離の疑いです！』『重症敗血症です！』といったように、少し症状を大げさに伝えてもいいから、上司を巻き込んでほしい」といった意見もあった。特に当直では、気になったら必ず相談するようにしたい。

●参考資料

1) 日経メディカル Online：カデット特集◎はじめての当直 Vol.1　当直のキモは開始前にあり！（2013/04/01）

2) 日経メディカル Online：カデット特集◎はじめての当直 Vol.2　コンサルテーションや申し送りの基本は「SOAP」（2013/04/02）

先輩医師から一言

夜間の連絡を躊躇して適切な医療処置ができなかったら、上級の指導医にも責任が及ぶので、遅い時間で迷っても必ず連絡すべき。
（60歳代病院勤務医、脳神経外科）

患者の命と上司に小言を言われるのを天秤にかければ、不安なことは相談するしかない。（30歳代病院勤務医、耳鼻咽喉科）

自分で考え判断することも大事だが、特に研修医のうちはホウレンソウを重視すべきと思います。私も研修医の時に、指導医から「迷ったらいつでも連絡しろ」と言われ、自分が指導する立場になった時も、そのように研修医に言っていました。
（30歳代診療所勤務医、循環器内科）

新人の時、真夜中に重症患者に対応した。本当は上司に来てほしかったが、「上司に頼ったら自分の成長はない」と思って連絡しなかった。翌朝、上司に報告したら、「こういう時は遠慮しないで俺を呼べ！」と怒られた。将来、こんな上司になりたいと思った。（50歳代病院勤務医、一般内科）

039

当直のお作法③

お作法ランク A

DNR患者が救急搬送されてきても驚かない

提案者 **武末 真希子**氏（公立玉名中央病院 総合診療科）

DNR（Do Not Resuscitate、DNAR：Do Not Attempt Resuscitationともいう）とは、急変して心停止に至っても心肺蘇生を行わないという患者や家族の意思を指す。超高齢化社会に突入した日本では、生前にDNRを希望する患者も増えてきており、臨床現場でもしばしば遭遇するだろう。

しかし、「DNRを希望している」と言っても、患者や家族の希望や価値観は多様だ。状態が悪化したら一切の治療をせずに自然に任せた最期を迎えたいと希望する患者もいれば、心肺蘇生は希望しないが治る見込みのある場合は積極的に治療を受けたいという患者もいる。筆者の経験では、後者のパターンが多いように思う。

このような患者の場合、たとえDNRを表明していたとしても、治療効果が十分に期待できる急性疾患、例えば、尿路感染症や肺炎であれば、かかりつけ医の判断で救急病院へ搬送されることになる。患者や家族の希望を尊重すれば当然の対応ではあるのだが、救急の現場からは、「なぜDNRの患者が搬送されてくるのか」と疑問を呈されることも少なくない。

同じDNRでも患者や家族の希望は様々

医療や介護についての価値観が多様化している現代において、このような在宅・緩和ケアを担う医療機関と救急病院の連携の不協和はしばしば起こり得る。1人の患者に対して医療を提供する場や提供者が変わることを「トランジションオブケア」(ケア移行)と呼ぶが、在宅・緩和ケアを受ける患者が増えてきたことに伴い、スムーズなトランジションオブケアの重要性が見直されている。

トランジションオブケアにおける不協和の原因として挙げられるのは、患者の医療・介護に携わる機関同士の情報共有や役割分担が適切に行われていないことである。また、患者が自宅での看取りや治療を希望しているのに、それをかなえるために24時間体制の在宅医療を提供できない、といったシステム上の課題が立ちはだかることもある。

こうした問題を解決するには、地域の医療体制を把握し、医療・介護すべての職種の連携を強化することが必要だ。患者情報共有シートを作成したり、患者搬送時のフローを作成している地域も多くなっている。また、在宅での看取りや治療への対応強化を目指す研修を行う地域もあるそうだ。

2025年問題を目前に控え、わが国では、このような地域を挙げた取り組みがますます発展していく。その中で医師は、DNRには様々な希望や価値観があり、それぞれ異なる対応が必要であることを肝に銘じておかなければならない。また、自身が勤務する地域の医療環境をしっかり把握しておくことも大切だ。間違っても「こちらは救急病院なので、DNR患者は引き受けられません」などといった対応をすることがないように。

●参考資料

1) 日経メディカル Online：短期集中連載◎なぜ今『救急×緩和ケア』なのか　DNR患者の救急搬送を要請されたら―スムーズなケア移行を実現するために必要なこと(2019/06/14)

2) 新森加奈子・他: 我が国におけるケア移行という概念―病院を退院した患者の診療所外来へのケア移行を中心に. 日本プライマリ・ケア連合学会誌. 2018; 41(1): 18-23.

先輩医師から一言

今は本人の意志に関わりなく、救急車を呼ぶと搬送されることになっています。(40歳代病院勤務医、消化器内科)

DNARはどのような状況で取得されているか分からず、変更されている可能性も考えるべき。(30歳代診療所勤務医、代謝・内分泌内科)

040

当直のお作法④

お作法ランク A

迷ったら検査はGO！

提案者 **岸田 直樹**氏

（総合診療医・感染症コンサルタント／北海道科学大学薬学部客員教授）

夜間の救急外来、気になったものの検査をせずに患者を帰したら、翌日、患者が救急車で運ばれてきた——。尿管結石や虫垂炎、肺炎、尿路感染症といったよくある疾患でも大変ではあるが、心筋梗塞、クモ膜下出血、大動脈解離といった重篤な疾患であれば、さらに一大事だ。そんなことにならないように、当直時には気になったことは必ず解消してから患者を帰すようにしたい。

ここでは当直時のお作法として紹介しているが、実は、「迷ったら検査はGO！」というのは、当直時に限らずいかなる場面でも当てはまる。検査技師が忙しそうにしていたりすると、つい気後れしてしまったり、早く帰りたかったりすると、「まあ大丈夫か」と思ってしまいがちだが、そんなときほど、後悔するはめになる。特に若手医師は「迷ったら検査」はある程度は仕方がない。アンダートリアージよりもオーバートリアージがちょうどいい。

ただし、「とりあえず○○」とルーチンで検査をオーダーするのはいただけない。何を確認したいから検査をするのかは、常に意識してオーダーしよう。「とりあえず」の検査が思わぬ落とし穴になることもある（本書、お作法044参照）。医療費適正化の観点からも、検査の必要性をきちんと考えてほしい。

先輩医師から一言

検査をしていなくて怒られることはあっても、しすぎていて怒られることはほぼない。査定のことで嫌味くらいは言われるかもしれないが、身を守るためには必要。
（40歳代病院勤務医、呼吸器内科）

やらないで後悔するより過剰な検査になる方がずっとよいと思う。侵襲を伴う検査は別だけど。
（30歳代病院勤務医、病理科）

041

お作法ランク B

急性腹症の患者を帰すときは必ず虫垂炎の可能性を伝える

提案者 **岸田 直樹**氏
（総合診療医・感染症コンサルタント/北海道科学大学薬学部客員教授）

時間経過とともに症状や所見が出現し、確定診断に至るといった疾患は少なくない。その代表が「虫垂炎」だ。典型的には、心窩部痛から始まり、次第に右下腹部へ痛みが移動する。右下腹部痛、食思不振、嘔吐、反跳痛、発熱、白血球数の上昇などが見られ、進行して腹膜炎に至ると緊急手術が必要となる。初期には、胃炎や胃腸炎との区別が難しく、見逃しも多く、腹部救急訴訟の件数では、常に虫垂炎が上位を占めている。

だからこそ、「1、2日前から腹痛がする」と訴えてきた患者は、虫垂炎が完全に否定できないうちは、虫垂炎の疑いを残しておいた方がいい。そして、患者本人や家族に必ず虫垂炎の可能性があることを伝え、痛みの増強や右下腹部への移動が見られた場合には再受診するよう指導する。特に、乳幼児や高齢者では、典型的な所見が乏しいこともある。より注意が必要だ。

先輩医師から一言

痛みの場所が変わることがあるので、右腹部痛ではなくても、その後の注意点を説明しておくべき。（50歳代病院勤務医、小児科）

10歳代の小児で腹痛が長引く時は、虫垂炎の可能性を必ず伝えて帰宅させる。（40歳代開業医、小児科）

高齢者でも小児でも、とかく見落しがちだし、そうなると、しばしば揉めるので気を付けた方がいい。（50歳代診療所勤務医、小児科）

「良くならなかったら、またいつでも来るように」と一言付け加える。（40歳代男性、内科）

当直前には必ず腹ごしらえをする

夜間の外来は、何が起こるか分からない。患者が同じ時間帯に複数人運ばれてきて1つの処置に専念できなかったり、酔っぱらって大暴れする患者が来るなど通常の状況ではないことも多い。普段とは異なる状況にも対応するためには、平常心を保てるようにする必要がある。そのために大切なのは、「事前の準備」だ。

具体的には、まず事前に軽い食事を取り、排泄をきちんと行って体調を整えること。患者が次々とやってきて夕食を食べるタイミングを逸してしまうこともある。長時間、飲まず食わずで朝まで仕事をし続けるとなるとイライラしたり、集中力がそがれることがある。夕方に軽く腹ごしらえをして、水分補給も済ませておこう。朝まで手が離せない状況に備えて、栄養補助食品などを備えておくのも手だ。

当直業務に入る前に、病棟業務を終わらせ、引き継いでおく。さらに、その日の当直メンバーとオンコールが誰か、看護師やその他のスタッフも含めた“布陣”を把握し、その夜に何ができて、何ができないのかを整理しておく。備品もあらかじめ確認しておく。使いたい備品がそろっていないと、平常心を失い、トラブルにつながるからだ。

また、“布陣”を把握したら、忘れずに挨拶をしておこう。当直医は、必ずしも自分の指導医とは限らず、普段あまり接点のない医師であることもある。夕方にタイミングを見計らって挨拶しておく。病棟の夜勤看護師たちには「今日は、当直で○○先生の下につく○○です。よろしくお願いします」「今日は、私が○○先生の下につきますので、どうぞよろしくお願いします」と忘れずに挨拶をする。その際に「何かあれば、遠慮なくコールください」と言えれば上出来だ。

オペ当日の患者や状態の悪い患者など、何か起こる可能性が高そうな患者については、事前に主治医や看護師から情報を集めておくことも大切だ。

病棟の看護師に「今日の当直で、気をつけておいた方がよい患者さんっています？」と聞いて、何が起こりそうか情報を収集しておけば、いざコールがかかってきたときに慌てずに済むだろう。

●参考資料

日経メディカル Online：Cadetto特集◎はじめての当直 Vol.1　当直のキモは開始前にあり！（2013/04/01）

食事にプラスして寝れる時に寝ておく。それも仕事のうち。体が資本。体調壊して迷惑かけるぐらいならその方が良い。
（30歳代病院勤務医、泌尿器科）

以前は輪番病院へ当直バイトに行った時は、「食える時に食って、寝れる時に寝とけ」と指導医に言われましたが、最近の当直は十分な睡眠がとれ、救急対応が頻繁な輪番病院に行った際には、翌日は休みにしなければならないので、当てはまらなくなっていると思います。
（40歳代病院勤務医、心臓血管外科）

患者さんに優しくするため。
（60歳代病院勤務医、救急科）

先輩医師から一言

とにかく、当直中は、自分が具合が悪くならないように、気をつける。
（40歳代病院勤務医、小児科）

パフォーマンスを発揮するためには非常に重要である。
（30歳代病院勤務医、腎臓内科）

〇〇ゼリーやカロリー〇〇など、短時間で食べられて、かつにおいが強くないものは数点常備しておく。外来にカレーの出前を取って、患者さんから苦情の投書の嵐を巻き起こした先生がいましたので（笑）。
（30歳代病院勤務医、整形外科）

当直に限らず、食べられるときに必ず食べておくことは必要。忙しい時には、食事ができず、脱水・低血糖になると仕事に差し支える。
（60歳代病院勤務医、一般内科）

当直の時は、通常業務が終わったら、他の医師がまだいるうちにさっさと夕食を食べてシャワーも済ませ、当直室にこもって寝る。食べられるうちに食べて、寝られるうちに寝る。
（40歳代病院勤務医、泌尿器科）

前もって食べていない時に限って食べれなくなり、前もって食べていると結構時間に余裕があったりする。
（30歳代病院勤務医、脳神経外科）

043

お作法ランク A

ヤバい感染症を診たら保健所に届け出る

特定の感染症を診断した、あるいはその疑いが濃厚と考えられる患者に接したら、医師は、最寄りの保健所を経由して知事に「発生届」を提出しなければならない。これは感染症法（感染症の予防及び感染症の患者に対する医療に関する法律）で定められており、発生届の提出は、医療機関ではなく医師に課せられた義務である。罰則規定（第77条）もあり、届け出をしなかった医師には50万円以下の罰金が科せられる。

届け出の対象となる主な感染症は、1類感染症から5類感染症の87疾患 表1 。2020年に入って世界を震撼させている新型コロナウイルス感染症（COVID-19）が指定された「指定感染症」も届け出の義務がある。

届け出対象の感染症は、原則として「診断後直ちに届け出る」ことが求められるが、5類感染症に関しては「診断後7日以内に届け出る」ことになっている。また5類感染症については、48疾患のうち、全ての医師に届け出義務があるの 表1 の24疾患のみ。手足口病、伝染性紅斑、突発性発しん、マイコプラズマ肺炎、無菌性髄膜炎など残りの24疾患は、定点把握の対象で、届け出は指定医療機関のみとなっている。

食中毒の届け出も医師の義務

なお、食品衛生法にも医師の届け出の義務が規定されている。

食品衛生法　第58条

食中毒患者等を診断し、又はその死体を検案した医師は、直ちに最寄りの保健所

表1 届け出が必要な感染症（2020年3月現在）

1類感染症（7疾患）	▽感染力及び罹患した場合の重篤性等に基づいて総合的な観点から極めて危険性が高い感染症。 ▽エボラ出血熱、クリミア・コンゴ出血熱、痘そう、南米出血熱、ペスト、マールブルグ病、ラッサ熱 ▽入院勧告：できる、就業制限：できる、届出期間：診断後直ちに
2類感染症（7疾患）	▽感染力及び罹患した場合の重篤性等に基づいて総合的な観点から危険性が高い感染症。 ▽感染症名：急性灰白髄炎、結核、ジフテリア、重症急性呼吸器症候群（SARS）、中東呼吸器症候群（MERS）、鳥インフルエンザ（H5N1）、鳥インフルエンザ（H7N9） ▽入院勧告：できる、就業制限：できる、届出期間：診断後直ちに
3類感染症（5疾患）	▽感染力及び罹患した場合の重篤性等に基づいて総合的な観点からみた危険性は高くはないが、特定の職業への就業によって感染症の集団発生を起こしうる感染症。 ▽コレラ、細菌性赤痢、腸管出血性大腸菌感染症、腸チフス、パラチフス ▽入院勧告：できない、就業制限：できる、届出期間：診断後直ちに
4類感染症（44疾患）	▽人から人への感染はほとんどないが、動物や物件から感染する可能性があり、消毒等の措置が必要となる感染症。 ▽E型肝炎、ウエストナイル熱、A型肝炎、エキノコックス症、黄熱、オウム病、オムスク出血熱、回帰熱、キャサヌル森林病、Q熱、狂犬病、コクシジオイデス症、サル痘、ジカウイルス感染症、重症熱性血小板減少症候群（病原体がフレボウイルス属SFTSウイルスであるものに限る）、腎症候性出血熱、西部ウマ脳炎、ダニ媒介脳炎、炭疽、チクングニア熱、つつが虫病、デング熱、東部ウマ脳炎、鳥インフルエンザ（鳥インフルエンザH5N1及びH7N9を除く）、ニパウイルス感染症、日本紅斑熱、日本脳炎、ハンタウイルス肺症候群、Bウイルス病、鼻疽、ブルセラ病、ベネズエラウマ脳炎、ヘンドラウイルス感染症、発しんチフス、ボツリヌス症、マラリア、野兎病、ライム病、リッサウイルス、リフトバレー熱、類鼻疽、レジオネラ症、レプトスピラ症、ロッキー山紅斑熱 ▽入院勧告：できない、就業制限：できない、届出期間：診断後直ちに
5類感染症の一部（24疾患）	▽国民の健康に影響を与えるおそれがある感染症。 ▽アメーバ赤痢、ウイルス性肝炎（E型肝炎及びA型肝炎を除く）、カルバペネム耐性腸内細菌科細菌感染症、急性弛緩性麻痺（急性灰白髄炎を除く）、急性脳炎（ウエストナイル脳炎、西部ウマ脳炎、ダニ媒介脳炎、東部ウマ脳炎、日本脳炎、ベネズエラウマ脳炎及びリフトバレー熱を除く）、クリプトスポリジウム症、クロイツフェルト・ヤコブ病、劇症型溶血性レンサ球菌感染症、後天性免疫不全症候群、ジアルジア症、侵襲性インフルエンザ菌感染症、侵襲性髄膜炎菌感染症、侵襲性肺炎球菌感染症、水痘（入院例に限る）、先天性風しん症候群、梅毒、播種性クリプトコックス症、破傷風、バンコマイシン耐性黄色ブドウ球菌感染症、バンコマイシン耐性腸球菌感染症、百日咳、風疹、麻疹、薬剤耐性アシネトバクター感染症 ▽入院勧告： できない、就業制限： できない、届出期間：診断後7日以内（侵襲性髄膜炎菌感染症、風疹、麻疹：診断後直ちに）
指定感染症	▽感染症法に指定されていない感染症のうち、蔓延により国民の生命及び健康に重大な影響を与えるおそれがあるもの。 ▽新型コロナウイルス感染症（COVID-19） ▽入院勧告：できる、就業制限：できる、届出期間：診断後直ちに

表2 **感染症の予防及び感染症の患者に対する医療に関する法律（感染症法）より抜粋**

第1条（目的）

この法律は、感染症の予防及び感染症の患者に対する医療に関し必要な措置を定めることにより、感染症の発生を予防し、及びそのまん延の防止を図り、もって公衆衛生の向上及び増進を図ることを目的とする。

第2条（基本理念）

感染症の発生の予防及びそのまん延の防止を目的として国及び地方公共団体が講ずる施策は、これらを目的とする施策に関する国際的動向を踏まえつつ、保健医療を取り巻く環境の変化、国際交流の進展等に即応し、新感染症その他の感染症に迅速かつ適確に対応することができるよう、感染症の患者等が置かれている状況を深く認識し、これらの者の人権を尊重しつつ、総合的かつ計画的に推進されることを基本理念とする。

長にその旨を届け出なければならない。

対象となる病因物質名には、シアン化合物、有機リン、トリカブトといったいわゆる「毒物」以外に、食中毒原因微生物としての黄色ブドウ球菌、ボツリヌス菌、サルモネラ菌属、腸炎ビブリオ、病原性大腸菌、ノロウイルス、カンピロバクターなども含まれている。食中毒を疑ったら、直ちに（24時間以内に）保健所に届ける必要がある。こちらにも罰則規定（第73条）がある。「1年以下の懲役または100万円以下の罰金」。実は、感染症法よりも厳しい。

参考資料

1）厚生労働省「感染症法に基づく医師の届出のお願い」（https://www.mhlw.go.jp/stf/seisakunitsuite/bunya/kenkou_iryou/kenkou/kekkaku-kansenshou/kekkaku-kansenshou11/01.html）

2）厚生労働省「食中毒を疑ったときには～医師・医療機関向け～」（https://www.mhlw.go.jp/stf/seisakunitsuite/bunya/kenkou_iryou/shokuhin/iryou/index.html）

先輩医師から一言

忘れると保健所から怒られます。
（50歳代病院勤務医、一般内科）

今般の新型コロナウイルス感染症に学ぶまでもなく、感染症対策は公衆衛生上、大変大事なことであることを認識すべきである。
（60歳代診療所勤務医、一般内科）

044

お作法ランク
B

とりあえず「胸腹部CT」とオーダーしてはいけない

提案者 **岸田 直樹**氏
（総合診療医・感染症コンサルタント/北海道科学大学薬学部客員教授）

救急外来に、尿管結石が疑われる患者が受診してきたとき、「とりあえず胸腹部CT」などとオーダーしていないだろうか。安易な検査オーダーは、ある日、突然電話がかかってきて訴えられるというリスクをはらんでいる。

例えば、10年後、その患者が肺癌で亡くなり、10年前のあの日、救急外来で胸腹部CTを撮っていたことを知った遺族が、カルテ開示を求めてきた。そして、そこには影が映っていた……。腹部の検査なのに、何気なく「胸腹部」と言ってしまったばかりに、肺癌を見逃したことになってしまったのだ。

医療経済的な観点からも、検査は必要な範囲にとどめる努力が必要だ。疑わしい場合は検査をすべきだが、「とりあえず胸腹部CT」ではなく、「腹部CTと胸部CTの両方が必要」という時以外は、胸腹部CTをオーダーしないという意識を持とう。そして、行った検査には責任を持って読影を行うようにする。必ず放射線科で読影してもらい、後からでもいいので読影レポートを確認し、問題があれば必ず患者に連絡することが重要だ。

先輩医師から一言

無駄な医療被曝である。自らの診療技術（患者とのコミュニケーション能力含む）の向上には役立たない。レポートを読まなかった、画像の解釈ができなかったことによるトラブルの危険性がある。医療費の高騰につながる、などなど、利益の方が少ない。
（50歳代病院勤務医、放射線科）

絨毯爆撃式の検査は医師の診断能力の低下を招く。
（60歳代開業医、一般内科）

045

緊急時のお作法③

お作法ランク
B

下腹部痛を訴えてやってくる男児の股間は必ず見よ

提案者 **薬師寺 泰匡**氏（薬師寺慈恵病院）

子どもはよく腹痛を訴える。小児科医でなくても、当直を経験すれば、すぐにそうした「腹痛の子ども」に遭遇することになるだろう。小児を診ることに慣れていない医師にとっては、戸惑いがあるかもしれないが、ほとんどは便秘や感染性胃腸炎など、緊急性の低い疾患なので心配は要らない。

嘔吐・下痢などの急性胃腸炎を示唆する症状がある場合は、単なる「お腹のかぜ」として整腸薬を処方すれば十分かもしれないが、発熱を伴っていたり、消化器症状がない場合(あってもごく軽度)は慎重さが求められる。筋性防御や反跳痛の有無を確かめ、腹部X線撮影や超音波検査などを併用して評価し、時には時間をかけた経過観察も必要である。

さらに、腹痛を訴えているのが「男児」で、痛がっている部位が「下腹部」だったら要注意。男児の下腹部痛には、精巣捻転やヘルニア嵌頓など緊急性の高い疾患が潜んでいる可能性があるからだ。

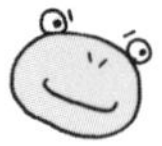

いくらお腹を見ていても分からない

特に鼠径ヘルニアは、男児によく見られる。日本ヘルニア学会のホームページによれば、発症率は子ども100人に対して2〜5人程度。ヘルニア嚢が鼠径輪にすっぽりと入り込んでしまったまま時間が経過すると腸管壊死が起こり、最悪の場合は命を落とすこともある。

一方、精巣捻転では、精巣への血流が途絶える時間が長くなると精巣が壊死してしまうこともある。慶應義塾大学泌尿器科学教室のホームページによれば、新生児期と思春期に起こりやすく、25歳以下の男性では10万人あたり4.5〜25人の発症率だそうだ。

精巣捻転でもヘルニア嵌頓でも、患児は下腹部を中心に痛みを訴える。悪心や嘔吐が見られるケースもあり、感染性胃腸炎と紛らわしい。しかも、腹部の触診でははっきりした所見が確認できないため、発見が難しい。

言うまでもなく精巣捻転は睾丸の腫れが、ヘルニアヘルニア嵌頓では足の付け根の腫瘤が特徴的な所見となる。つまり、触診や聴診をする位置よりも下の部位に所見が隠れているのだ。

だからこそ、ERの世界では、男児が下腹部痛を訴えていたら股間を観察するのが常識となっている。小学校も高学年になると、恥ずかしがって股間を見せることに抵抗するケースもあるだろうが、そこで怯んではいけない。お腹を見たあとに、パンツとズボンをもう少しずり下げて、腹部の診察と同時に股間も観察しよう。

もちろん、本人に断りもなく、いきなりパンツを下ろすのはご法度だ。いくら子どもでも、本人に理由をきちんと説明し、同意を得てから行うようにしたい。

●参考資料

日経メディカル Online：薬師寺泰匡の「だから救急はおもしろいんよ」◎主訴「ちんちん痒い」（2017/08/10）

先輩医師から一言

精巣捻転は忘れたころにやってくる。
（50歳代病院勤務医、一般外科）

小児でも高齢者でも腹痛を訴えれば鼠径部を見る。
（60歳代開業医、一般外科）

見落としをしないため、本人が恥ずかしがっても、下腹部痛や腸閉塞疑いのときは必ず鼠径部、大腿部を観察する。
（60歳代診療所勤務医、一般内科）

胃腸炎として帰宅、後日捻転と判明し精巣機能を喪失。捻転の場合、対側の精巣がintactでない可能性もある。母が外来で後悔の涙。いたたまれない気持ちになる。
（40歳代病院勤務医、小児科）

下腹部痛を訴えてやってくる男児の股間は必ず見よ。睾丸捻転が多く、一生不妊になり、責任問題になることも。
（50歳代診療所勤務医、一般内科）

腸炎と診断された男児症例で、精巣捻転症であった経験あり。
（50歳代病院勤務医、泌尿器科）

046

緊急時のお作法④

お作法ランク
B

CPRで心拍再開！蘇生した後のケアも大切

提案者 石上 雄一郎氏（飯塚病院 連携医療・緩和ケア科）

適切な心肺蘇生（CPR）は、医師に必須のスキルである。医師は、診療科にかかわらず、初期研修医の頃から数多くのCPRを経験することになる。しかし現実には、懸命に行ったCPRが報われることは少なく、患者はそのまま命を落とすケースが多い。

一方で、CPRにより蘇生する患者ももちろん存在するが、その後の処置について学ぶ機会は少ない。心停止患者が自己心拍が再開することをROSC（return of spontaneous circulation）と呼ぶが、ROSCした後のケアを知っておく必要がある。なぜなら、心拍再開後は心停止時の虚血により引き起こされた障害や再灌流に伴う障害、つまり心停止後症候群（Post Cardiac Arrest Syndrome：PCAS）に対して、迅速かつ適切な管理が必要となるからだ。

PCASとは、「自己心拍再開後に全身の虚血再灌流障害に起因する種々の生体反応が惹起された状態のことを指し、院内死亡率は71％にも上がる」とされる[1)]。PCASの病態生理は、次の４つに集約される[2)]。

- Brain injury（脳障害）
- Myocardial Dysfunction（心筋障害）
- Systemic Ischemia Reperfusion Response（全身の虚血再灌流反応）
- Persistent Precipitating Pathology（心停止の原因病態）

AHA（アメリカ心臓協会）のガイドラインは、この４つの病態生理に対する治療として、「ABCアプローチ」「TTM（targeted temperature management）」

「心臓カテーテル検査を考慮」「予後予測」「臓器提供」とする５本の柱を立てている[3,4]。なお、臓器移植の観点はとても重要であるが、ここでは省略する。

ABCアプローチと体温管理で全身状態を安定化

ABCアプローチとは、airway、breathing、circulationの確保のこと。特に適切な気道確保が予後と相関することは様々な研究で報告されている。具体的には、SpO_2 94〜98％を目安に呼吸管理を行う。そのほか、動脈ラインによる血圧管理を行いながら循環動態を管理していくことが望ましい。

TTMは、高体温とシバリングを防いで正常体温を維持すること。少なくとも24時間は厳密に体温管理を行う。従来はPCASに対して低体温療法が行われていたが、近年では正常体温でも死亡率や予後に差はないとされている。

こうして全身の状態を安定させたら、次に行うのは心停止に至った原因検索とその疾患の根本治療だ。特に心電図や採血の結果から心原性が疑われるときは、速やかに心臓カテーテル検査を行い、必要に応じてPCI（経皮的冠動脈インターベンション）などの根本治療を行う。心原性が除外される場合も、根本治療のために適切な診断プロセスを踏むことが必要だ。

蘇生後は、一般に72時間後以降に神経学的予後を予測する。一つの所見だけで神経学的予後不良と考えたり、鎮静薬を投与した状況で判断しないように注意する。PCAS管理をしながら、回復の見込みについて検討する。

これらに加え、「緩和ケア」の視点を加えることができれば、さらに質の高いケアになる。心停止患者が蘇生した後の流れを意識し、状況に適した処置を心掛けるようにしよう。

●参考資料

1) Anaesthesia 2007;62:1207-16.

2) J Intensive Care. 2016; 4: 31.

3) http://eccguidelines.heart.org/index.php/circulation/cpr-ecc-guidelines-2/

4) Intensive Care Med. 2015 Dec;41(12):2204-6.

5) 日経メディカル Online：短期集中連載◎なぜ今『救急×緩和ケア』なのか　ROSCしました！ けどその後どうしますか？（2019/01/31）

047

緊急時のお作法⑤

お作法ランク C

飲み込んだ硬貨が X線写真に写るとは限らない

提案者 **薬師寺 泰匡**氏（薬師寺慈恵病院）

硬貨の誤飲は、臨床現場でしばしば遭遇する。近年は小児だけでなく、認知症高齢者が誤飲するケースも多くなっている。

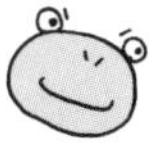

焦らない。胃や腸で見つかれば一安心

硬貨を誤飲したという患者が受診しても、「内視鏡を用いて緊急で取り出さなければならない」とは限らない。確かに、激しい咳込みや喘鳴、発語困難、顔面蒼白など、硬貨が気管内に入り込んでいることが疑われる場合は緊急処置が必要だ。

しかし、誤飲した硬貨の多くは食道を経て胃に入り込む。消化管内であれば、硬貨はボタン電池のように消化管の粘膜にダメージを与えるわけでもないので、慌てる必要はない。一度に大量の硬貨を飲み込んでしまったケースや、食道に引っかかってしまって自然排出が難しいケースを除けば、基本的には便とともに排出されるのを待てばよいのだ。

一般に、硬貨の誤飲を主訴に来院した患者に、一般的なバイタルサインのチェックの次に行うのは胸部や腹部のX線撮影だろう。硬貨の大まかな位置を確認し、自然排出が可能かどうか評価するのが目的だ。誤嚥してからの時間経過によるが、たいていは胃や大腸に丸い陰影を見つけることができる。

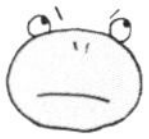

X線写真に写りにくい1円玉には要注意

しかし、硬貨の中でも「1円玉」には注意が必要だ。1円玉はアルミニウムでできており、軟部組織や骨を形成するカルシウムと放射線の吸収率が似ているため、他の硬貨よりX線写真に写りにくいからだ。その上、身体の小さな小児や高齢者だと、1円玉が食道にすっぽりはまり込んでしまうこともある。

食道にはまり込んだとき、一円玉の面の部分が正面を向く形になることがある。すると、X線を前後方向に出しても、薄くて吸収されにくくなってしまい、より写りにくいのではないかと考えられる[2]。

自然排出が望める状態の1円玉を見落とすならまだしも、食道に引っかかった状態の1円玉が発見されないのは患者にとって大きな苦痛だ。1円玉が食道にはまり込んだ状態が長時間続けば、粘膜を傷付けることにもなりかねない。

硬貨の誤飲を訴える患者のX線写真に何も写っていなかったとしても、「気のせいでは?」などと否定しないようにしよう。X線写真は、外来診療でも手軽にできる検査だが、硬貨の誤飲に関しては過信は禁物。硬貨の種類を考慮し、正面だけでなく、側面撮影も追加するなどの対策を講じよう。

X線写真ではどうしても捉えられず、喉のつかえ感などを訴える患者では、CT検査を行うのも一つの方法だ。

●参考資料

1） 日経メディカル Online：薬師寺泰匡の「だから救急はおもしろいんよ」◎知ってた？一円玉はX線画像に写らない！（2017/09/21）

2） Takahashi J, Shiga T, Funakoshi H. Oesophageal coins invisible on chest radiography: a case report. Int J Emerg Med. 2017 Sep 5;10(1):27. doi: 10.1186/s12245-017-0153-8.

3） 日本小児科外科学会：消化管異物．http://www.jsps.or.jp/archives/sick_type/shoukakan-ibutsu

長引くしゃっくりには お猪口1杯のお酢を飲ませる

提案者 **薬師寺 泰匡**氏（薬師寺慈恵病院）

しゃっくり（吃逆、きつぎゃく）は、横隔膜の不随意な痙攣によって起こる症状であり、横隔膜から脳までの神経経路に何らかの刺激が生じることで引き起こされるものと考えられている。脳梗塞など神経系の疾患が原因のこともあるが、ほとんどのしゃっくりは、食べ過ぎて大きくなった胃が迷走神経や横隔膜を刺激することで起こる。

通常、しゃっくりは一時的な症状で、しばらくすれば治まることから、わざわざ医療機関を受診する人は少ない。しかし臨床では、ごくまれに「止まらないしゃっくり」を主訴とする患者に遭遇することがある。

前述のように、しゃっくりの正体は横隔膜の痙攣であるが、腹筋や背筋など様々な筋肉を酷使するため、長時間続くと思いのほか体力を消耗する。また、夜間帯のしゃっくりは質の良い睡眠を妨害する。通常は止まるはずのしゃっくりが止まらないことで、大きな不安を感じる患者も少なくない。

バルサルバ法やクロルプロマジンもあるけれど

そうした、しゃっくりを主訴とする患者が来たら、しゃっくりを止めるための治療を行わなければならない。その方法として広く行われているのが、鼻咽頭刺激やバルサルバ法などの手技である。また、これらの処置を行っても止まらないときは、クロルプロマジンやメトクロプラミド、柿蒂湯（シテイトウ）、芍薬甘草湯（シャクヤクカンゾウトウ）などの薬剤が用いられるケースもある。だが、しゃっくりという日常的に誰にでも起こり得る症状に対して、そうした薬剤を使用することに抵抗を持つ患者も多いことだろう。

そうした場合にお勧めしたいのが、ショットグラス1杯分くらいのお酢を飲ませるという方法だ。お酢が咽頭から食道を通過する際の刺激が迷走神経に伝わり、しゃっくりを止めることができるらしい。ウイスキーなど濃いお酒を飲ませるのも有効な可能性はあるが、病院には飲用のアルコールは置いていないので難しいかもしれない。

中には原因が明らかな吃逆もある

ただし、こんな事例もある。

食事中にむせ込んで誤嚥し、肺炎を発症した患者が入院してきた時のこと。入院時から吃逆が出たりやんだりしていたが、嚥下訓練を担当したST（言語聴覚士）が食事摂取により吃逆が出現することに気づき、「消化管に何か問題があるのではないか」と助言してくれた。そこで上部消化管内視鏡検査をしたところ、なんと、下部食道にはまり込んでいた食物残渣を発見。はまり込んでいた食物残渣が原因で、吃逆が起きていたのである。この残渣を取り除いたことで、めでたく吃逆が治まり、普通に食事もできるようになった。

吃逆を主訴に受診した患者に対して、しゃっくりを止め方を検討することも大切だが、なぜそのしゃっくりが起こったのかという原因も一度は考えるようにしたい。

●参考資料

日経メディカル Online：薬師寺泰匡の「だから救急はおもしろいんよ」◎長引くしゃっくりには要注意（2016/08/11）

先輩医師から一言

初めて聞きましたが、こんなお作法もあるのですか？ 知りませんでした。参考にします。

（50歳代診療所勤務医、循環器内科）

049

緊急時のお作法⑦

お作法ランク C

抜けない指輪には「ゴムバンド法＋凧糸法」で

提案者 **薬師寺 泰匡**氏（薬師寺慈恵病院）

症例 36歳女性。就寝前に自宅のドアで左手をぶつけ、放っておいたら徐々に手指が腫れてきた。結婚指輪が食い込んで外れなくなり、疼痛が出てきたためER受診。「結婚指輪はどうしても切らないでほしい」と求めている。

臨床の場で思いのほか遭遇する機会が多く、医師として頭を悩ませるのは「指輪が外れない」という主訴の患者である。この症例のように、指の外傷などを放置した結果、指輪より近位部が強く腫れて指輪が外れなくなった……というケースが多いが、緊急手術や大量輸液で浮腫が予想される場合など、事前に指輪を外しておきたいというシチュエーションも時々ある。

指輪が食い込んだまま長時間経過すると血行不良による様々な障害を引き起こす可能性もあるため、できるだけ早い対処が必要だ。しかし、医師は指輪を外す専門家ではない。医師は衛生上の観点から日常的に指輪を身に着けている者は少なく、指輪の取り扱いに関しては全くの素人だったりもする。

指輪を外すために第一に行うのはハンドソープやオリーブオイルなどを潤滑剤として使用し、滑らせるように抜き取る方法だ。しかし、指の腫れがひどいときは、そうした小手先のテクニックでは太刀打ちできない。そこで、頑固にはまり込んでしまった指輪を、切断することなく、取り外すことができるお勧めの方法を2つ紹介する（右写真）。試してみてほしい。先にゴムバンド法を行ってうっ血を取り除き、その後で凧糸法で指輪を外すという併用も効果的だ。

ただし、指に切り傷があったり、骨折などによる強い痛みがあったりして、これらの方法を行うのが難しいこともある。そんなときに無理にこれらの方法を試

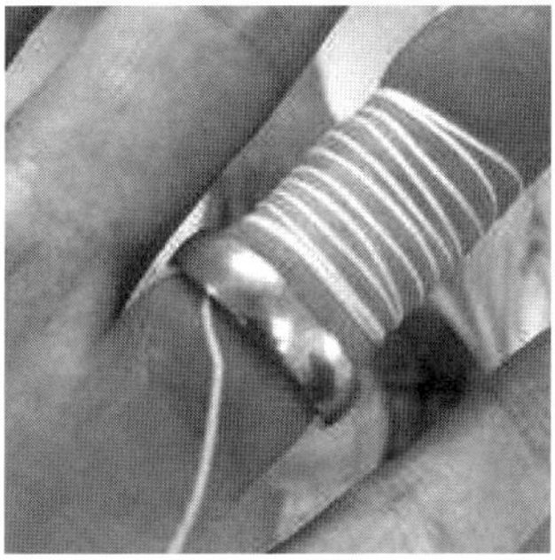

凧糸法

凧糸を指先からきつくぐるぐると根元に向かって巻き付け、指輪まで到達したら指輪の下に糸を通す。これだけでも指のうっ血は大幅に改善されるが、指輪の下に通した糸を下に向けて引っ張るとさらに指が細くなって指輪が抜けやすくなる。

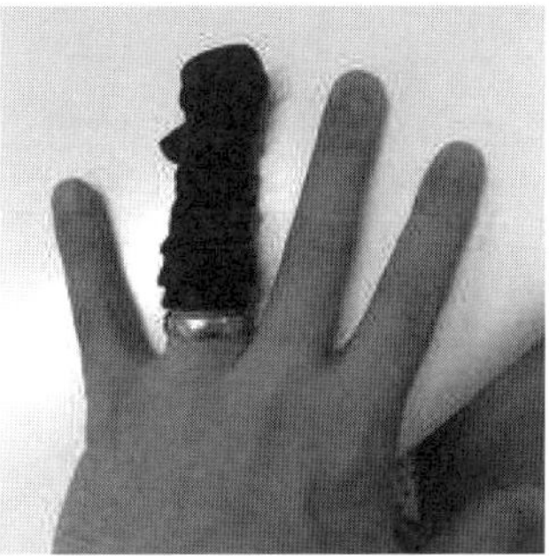

ゴムバンド法

駆血帯を指先から指輪までぐるぐるときつめに巻き付け、コッヘルなどでしっかり留めておくことで指のうっ血を改善する。単に駆血帯を巻き付けるだけでなく、指を冷やしたり、肩より高い位置に指を上げておいたりするとなおよい。さらに15分ほど経過後、上腕にマンシェットを巻いて250mmHg程度に膨らませた状態で腕を下ろすと劇的に指が細くなるとされている。

すと、指にダメージを与えることにもなりかねない。患者とよく相談して、指輪を切断することも検討しよう。

●参考資料

日経メディカル Online：EM Allianceの「知っ得、納得！ ER Tips」◎抜けない指輪には「ゴムバンドぐるぐるマンシェット締め上げ凧糸ぐるぐる法」（2018/02/05）

先輩医師から一言

滅多にないことですが知っておくといいと思います。
（50歳代開業医、一般内科）

050

緊急時のお作法⑧

お作法ランク C

ショック時に輸液量で悩んだら「指を押す」

提案者 **薬師寺 泰匡**氏（薬師寺慈恵病院）

ショック状態の患者に輸液をする際、悩ましいのは輸液量だ。以前は血圧を保つために大量輸液が当然とされていたが、近年は心負荷などの観点から過剰な輸液は避けた方がよいとされている。

ショック患者の輸液への反応を見る指標はいくつかあるが、最近興味深い研究結果が報告された。外傷初期診療において、5秒間爪を押さえ2秒以内に血流が戻るかを確認するCRT（capillary refilling time：末梢血管再灌流時間）を指標とした評価法に関する、ランダム化比較試験である[2)]。

各群の指標を満たすように輸液量を調節

この試験は、南米5カ国の敗血症性ショック患者（Sepsis3基準）424人を対象としたもの。CRTを指標とする群と血中乳酸濃度（輸液への反応性を見る指標として広く用いられている）を指標とする群を設定した。敗血症の診断から抗菌薬投与までに要した時間は1.5〜2時間で、ショックの基準を満たしてから1時間程度でランダム化が行われている。初期輸液は25〜30mL/kg程度で、介入期間は、そこから8時間。輸液量を調節しながら、血圧維持のために要する総輸液量や死亡率などを比較した。

両群の患者背景に差はなく、年齢は62歳、男女半々、ICU入室患者の重症度評価の指標であるAPACHE IIは22、SOFAスコア9.7、敗血症の原因は腹腔内感染と肺炎が30%ずつで尿路感染が20%、という集団である。

ちなみに、一般的に外傷初期診療で行われるCRTでは5秒間爪を押さえて、2秒以内に血流が戻るかを確認する。それに対し、この試験では、右手の親指の腹にスライドグラスを押し付け、皮膚が白くなった状態で10秒間待ち、計測器でrefill timeを測定し、3秒以上を異常と判定している。また目標は、CRT指標群ではCRTの正常化、乳酸指標群では乳酸の正常化または2時間ごとに20%の減少で、これを達成すべく輸液量を調節する。

8時間までの輸液量は対照群より有意に少なく

その結果、ショックの基準を満たしてから8時間の輸液量は、CRTを指標とした群の方が400mLほど少なく済んだ。p=0.01で統計上の有意差も認められている。28日死亡率に関しては、CRTを指標とした群は34.9%だったのに対し、血中乳酸濃度を指標とした群は43.4%と多かった。統計的な有意差はなかったものの、少なくともCRTは従来から広く用いられてきた指標とほぼ同等、あるいはそれ以上に患者にとって有益な指標となることが示唆されている。

このようにCRTは、輸液量を調節するための指標として非常に優れた検査であると言える。循環血液量を迅速に反映してくれる点がCRTの大きなメリットだ。しかもCRTの検査では、指を押してその反応を見るだけ。検査結果を待つことはない。ベッドサイドでほんの10秒で結果を確認できるため、迅速に、繰り返し確認できる意味は大きい。さらに言えば、血中乳酸濃度測定のように採血する必要がないので、患者にも医療従事者にも極めて負担が少ない。

CRTは、日常臨床の場でも大いに活用できる。ベッドサイドで輸液量に悩んだら、まずは指を押して、循環血液量と輸液への反応性を評価してみよう。

●参考資料

1) 日経メディカル Online：薬師寺泰匡の「だから救急はおもしろいんよ」◎ショック時に輸液量で悩んだら「指を押す」(2019/03/28)

2) Hernandez G, et al.: Effect of a Resuscitation Strategy Targeting Peripheral Perfusion Status vs Serum Lactate Levels on 28-Day Mortality Among Patients With Septic Shock: The ANDROMEDA-SHOCK Randomized Clinical Trial. JAMA. 2019 Feb 19; 321(7): 654-64.

051

緊急時のお作法⑨

お作法ランク C

飛行機内のドクターコールには躊躇なく名乗り出る

「お客様の中にお医者様はいらっしゃいませんか」——。飛行機や新幹線の中でそんなアナウンスが流れたとき、どうするか。

サッと名乗り出て、鮮やかに処置をして、本人や家族、機内スタッフから感謝されるなんてことができれば最高だ。とはいえ、そんなにうまくいくとは限らない。「十分な検査もできない中で、何かあったときに訴えられたらどうしよう」という気持ちも大きいだろう。

しかし現実には、そうした心配は必要ない。武蔵野大学法学部法律学科特任教授の樋口範雄氏は、「診察室での診療とドクターコールでの緊急対応では事情が異なる」と説明する。

ドクターコールの際の責任に関しては、民法第698条に規定されている「緊急事務管理」が適用されると考えられる 表1。法律用語では、機内でドクターコールに応じて診察することは「事務の管理」に該当するが、民法第698条の「緊急事務管理」では、「悪意又は重大な過失があるのでなければ、これによって生じた損害を賠償する責任を負わない」とされている。つまり、勇気を振り絞って名乗り出て、できる限りのことをしたのに力及ばなかった場合、後で訴えられてその責任が問われるようなことはないのだ。

樋口氏は、「善意の救助が厳しい環境で行われ、良くない結果になっても、緊

表1 民法第698条

第698条〔緊急事務管理〕

管理者（義務なく他人のために事務の管理を始めたもの）は、本人の身体、名誉又は財産に対する急迫の危害を免れさせるために事務管理をしたときは、悪意又は重大な過失があるのでなければ、これによって生じた損害を賠償する責任を負わない。

表2　飛行機に搭載されている医薬品・医療器具の一例（日本航空ホームページより）

＊は国際線のみ、また機種によって搭載されていないものもある、2020年2月現在

医療用具	聴診器、血圧計、電子血圧計、パルスオキシメーター、AED、心電図モニター、血糖測定器＊、点滴セット、リザーバー付アンビュバッグ、気管内挿管セット＊、液体吸引セット＊、ネラトンカテーテル＊
注射薬	生理食塩液、アドレナリン、リドカイン＊、ブドウ糖液、クリトパン＊、アトロピン、アミノフィリン、クレイトン、ブスコパン、メチルエルゴメトリン＊
内服薬	ニトロペン、ニフェジピンカプセル、クレマスチン錠＊、オフロキサシン錠＊

急事態における過失判断は厳しいものにはならない。医師が万全の措置をとれなくても、過失とされたり、いわんや重大な過失とされることはないので、『責任が問われるか』と聞かれれば、私は『ないでしょう』と答える」と語る。

日本航空（JAL）と全日空（ANA）には、機内で発生した急病人の応急処置を医師が迅速に行えるよう、搭乗している医師を事前に登録しておく制度がある。医師になったからには、飛行機に乗るときには覚悟を決め、あらかじめ登録しておくのも手だろう。

なお、飛行機内には、AEDをはじめとする医療用具や医療用医薬品が搭載されている。航空会社によっては、機内から提携先のメディカルコールセンターに連絡し、救急医から適切な医療助言を得る体制（24時間365日対応）を整えている。

●参考資料

1）日経メディカル Online：特集◎「ドクターコール」に応じますか？　応じた医師の法的責任はどうなる？（2007/05/10）

2）日経メディカル Online：薬師寺泰匡の「だから救急はおもしろいんよ」◎どうなる？ JALの医師登録制度（2016/02/11）

先輩医師から一言

私は、個人的信条として名乗り出ようと思っていますが、全ての医師がそうすべきであるとは思っていません。（70歳代病院勤務医、産科・婦人科）

「飛行機内のドクターコールには安易に名乗り出ないよう」指導しています。米国のように「良きサマリア人法」が制定されている国は例外ですが。（50歳代病院勤務医、脳神経外科）

到着した救急車を「満床」だけを理由に断ることはできない

医師には応召義務がある。「正当な事由」がないにもかかわらず、診療を拒むことはできず、もし「正当な事由」なく診療を拒み、結果として患者が死亡するなどした場合には、その行為は違法となり得る。

しかし現実には、様々な理由で救急車の受け入れを断らざるを得ない状況がある。厚労省が2019年12月25日に発出した通知「応招義務をはじめとした診察治療の求めに対する適切な対応の在り方等について」から、救急患者に対する診療をしないことが正当化されるケースを探ってみよう。

事実上、診療が不可能と証明できるか

通知では、病状の深刻な救急患者などで緊急対応が必要な場合、診療拒否が正当化されるケースはかなり限られている。その条件とは、「医療機関・医師の専門性・診察能力、当該状況下での医療提供の可能性・設備状況、他の医療機関などによる医療提供の可能性（医療の代替可能性）を総合的に勘案しつつ、事実上診療が不可能といえる場合」だ。初期対応すらできない状況でないと、断れないということだ。

実際に判例もある。病院まで搬送された救急患者に対し、「入院設備が満床であること」を理由に受け入れを拒否したケースについては、応召義務違反が認定されている。1986年7月25日の千葉地裁判決では、当該地域の中核病院であったことなどの背景から、救急室や外来のベッドであっても応急措置を行う

べきだったと判断された。また、専門医が宅直（オンコール）で不在であったことを理由に診療拒否した事例（1992年6月30日の神戸地裁判決）でも、医療機関側が敗訴している。満床だけの理由では、目の前の急患を断ることはできないようだ。

なお、ここまで述べてきたのは、救急患者が実際に医療機関まで搬送されてきた場合の対応だ。しかし実際には、救急隊から患者搬送の可否を打診された段階で受け入れを断ることも多いだろう。こうしたケースでは、ベッドが満床だったり、専門医が不在であることなどを理由に患者の受け入れを断ったとしても、「裁判で応召義務違反が認められるとは考えにくい」と弁護士の三谷和歌子氏（田辺総合法律事務所）は解説する。

応召義務より「働き方」が優先

もし、長時間残業を繰り返し、労働時間が労使協定や労働契約の範囲を超えている状態の勤務医が、勤務先の医療機関から「目の前の救急患者を診ろ！」という指示を受けたとしたら、どう考えればいいのだろうか。勤務医が「もう働けません」と発言し、診療提供を拒否するのは、応召義務違反になるのか。

厚労省の通知によれば、こうしたケースは労働関係法令上の問題であり、応召義務の問題ではないとしている。労働基準法などに違反するという理由で、勤務医が診療の提供を拒否したとしても応召義務違反には当たらない。

●参考資料

1）日経メディカル Online：特集◎これってコンプライアンス違反？《4》応召義務（2018/12/20）

2）厚生労働省：「応招義務をはじめとした診察治療の求めに対する適切な対応の在り方等について」（2019/12/25）

053

緊急時のお作法⑪

お作法ランク C

ERで暴れる患者に筋注するならミダゾラム

提案者 **薬師寺 泰匡**氏（薬師寺慈恵病院）

ERでは、普段の外来や病棟ではあまり経験しないような患者に出会うことがある。その最たる例が「暴れる患者」。アルコール中毒、中枢神経疾患、代謝異常などにより自分の行動が制御できず、錯乱状態となった患者だ。多くは、患者自身の意思で来院したのではなく、本人以外の誰かが救急要請して、嫌々ながら病院に連れてこられている。

高齢者のせん妄などとは異なり、体力や腕力のある若い男性患者が暴れていると、身の危険を感じるような状況もある。暴れている患者本人がケガをしたり、処置がうまくできないという事態にも陥りかねない。ある程度の説得を試みても暴れ続ける患者には、薬剤による鎮静をかけるのが一般的な流れだろう。

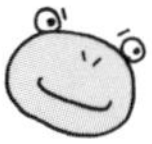

日本ではハロペリドール筋注が一般的かもしれないが…

日本で暴れる患者の鎮静に使われるのは、ミダゾラムやハロペリドールの筋注だ。ミダゾラムは呼吸抑制や血圧低下が見られる場合があるという理由から、何となくハロペリドールを第一選択にしている施設が多いかもしれない。

では実際には、どれが一番暴れる患者の鎮静に有効なのか。それを調べた研究結果が、2018年に米国で報告されている。この研究では、米国のあるERを訪れた「暴れる患者」737人に対して、様々な鎮静剤を筋注し、15分後にどれだけ鎮静が得られたかを比較している。使用された鎮静剤は、ハロペリドール5mg、ジプラシドン20mg（日本未承認）、オランザピン10mg、ミダゾラム5mg、ハロペリドール10mg。

鎮静具合は「Altered Mental Status Scale」で評価している。これは、反応性、話す様子、表情、開眼度合いから興奮鎮静具合を判定するスケーリング。−4〜＋4までのスコアで、0点が正常、＋方向にいくほど興奮、−方向にいくほど鎮静されていることになる。この試験では0点以下を適切に鎮静されたと評価している。例えば、「暴れたり暴言を吐いたりするほどではないが、不安そうだったりソワソワしている」という状態は「＋1」の評価になる。

その結果、何と最も鎮静が得られたのはミダゾラムであった。約7割の患者で15分後にAltered Mental Status Scaleが0点以下となり、優れた効果が得られた。一方のハロペリドールは、十分な効果が得られたのは4割ほどだった。

これは単独施設での研究であり、薬剤の効果の表れ方には個人差もある。米国人と日本人では体格的な違いも考慮すべきだろう。この結果をもって、すべての暴れる患者にミダゾラムを筋注すればよいということにはならないが、ハロペリドール以外にミダゾラム筋注という武器も使えるようになっておくのも悪くはないはずだ。

●参考資料

1）日経メディカル Online：薬師寺泰匡の「だから救急はおもしろいんよ」◎「暴れる患者」をどうしていますか？（2018/09/20）

2）Klein LR, et al.: Intramuscular Midazolam, Olanzapine, Ziprasidone, or Haloperidol for Treating Acute Agitation in the Emergency Department. Ann Emerg Med. 2018 Oct; 72(4): 374-85.

先輩医師から一言

ミダゾラムを使ってもよいが、量次第では呼吸停止に陥ってしまうので注意が必要。
（40歳代病院勤務医、一般内科）

054

緊急時のお作法⑫

お作法ランク C

薬物使用者を見付けても警察に通報する義務はない

ERに運ばれてきた患者に、尿中薬物検査をしたところ違法薬物の陽性反応が出た——。そんな場合、「すぐに警察に通報しなくちゃ」と考えがちだが、そうとはいえない。診療の場で薬物が検出された場合、それがどのような薬物であっても、警察に通報するかしないかは医師の裁量で決めて構わない。

そもそも覚せい剤取締法や大麻取締法、あへん法などには医師の報告を義務付ける条文はない。麻薬及び向精神薬取締法の58条2には、医師の届け出について定めた条文があるが、届け出先は警察ではなく都道府県知事、すなわち保健所や役所の薬務課などだ。また、届け出の対象は、単に尿などから薬物反応が出たケースではなく、麻薬中毒者と診断したケースであり、「中毒者」という診断をしなければ保健所にも届け出る必要はないことになる。救急の場面で、単なる摂取者か、薬物依存状態にある中毒者であるかの判断は難しい。

犯罪行為を見つけたときの対応については、刑事訴訟法における告発の義務が「公務員」とそれ以外では異なる。公務員以外は「告発できる」と、告発の権利があることが示されているに過ぎないが、公務員に対しては、「その職務を行うことにより犯罪があると思料するときは、告発をしなければならない」としており、告発は義務となっている。

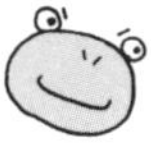

通報しても守秘義務違反には問われない

一方で、医師には守秘義務（刑法134条第1項）が課されている。国家公務員法（100条）と地方公務員法（34条）にも規定されている。警察への通報が「守秘義務違反」になる可能性はないのか。

表1 薬物保持患者の通報に関する法規

麻薬及び向精神薬取締法58条の2

1　医師は、診察の結果、受診者が麻薬中毒者であると診断したときは、速やかにその者の氏名、住所、年齢、性別その他、厚生労働省令で定める事項をその者の居住地（居住地がないか、または居住地が明らかでない者については、現在地とする。以下この章において同じ。）の都道府県知事に届け出なければならない。

刑事訴訟法第239条

1　何人でも、犯罪があると思料するときは、告発をすることができる。
2　官吏または公吏は、その職務を行うことにより犯罪があると思料するときは、告発をしなければならない。

刑法第134条第1項

医師、薬剤師、医薬品販売業者、助産師、弁護士、弁護人、公証人またはこれらの職にあった者が、正当な理由がないのに、その業務上取り扱ったことについて知り得た人の秘密を漏らしたときは、6月以下の懲役または10万円以下の罰金に処する。

表2 薬物保持患者の通報に関する判例

最高裁平成17年7月19日判決の一部

しかしながら、上記の事実関係の下では、同医師は救急患者に対する治療の目的で、被告人から尿を採取し、採取した尿について薬物検査を行ったものであって、医療上の必要があったと認められるから、たとえ同医師がこれにつき被告人から承諾を得ていたと認められないとしても、同医師のした上記行為は医療行為として違法であるとはいえない。

また医師が、必要な治療または検査の過程で採取した患者の尿から違法な薬物の成分を検出した場合に、これを捜査機関に通報することは正当行為として許容されるものであって、医師の守秘義務に違反しないというべきである。

その点については、最高裁判所平成17年7月19日判決（判例時報1905号144ページ）で、患者の尿中から覚せい剤反応が出たことを警察官に通報した行為について、「正当行為として許容されるものであって、医師の守秘義務に違反しない」としている。

「これは、医師の守秘義務違反に関する直接の判例ではないため、大法廷での審理を経ずとも変更される可能性がある。とはいえ、ここまではっきりと言ってくれているので、違法薬物が検出されたことで警察に通報する行為は『正当行為』として守秘義務違反に当たらないと言ってよい」と、医師で弁護士の田邉昇氏（中村・平井・田邉法律事務所）は自身のコラムの中で説明している[1]。その後の裁判例（横浜地方裁判所平成24年6月28日判決、判例タイムズ.2014;1395:112-22.）でも、この考えが踏襲されている。

つまり、公務員でない医師については、薬物使用を警察に通報する義務は定められていない。公務員であれば、告発の義務を履行しても必ずしも守秘義務違反とはされないが、医療を提供するという本来の職務に照らし、事情を総合的かつ慎重に検討した上で、法律で定められた守秘義務を優先するという裁量も許容されると考えられる。

実際、薬物依存の公的な相談窓口としての精神保健福祉センターでは、相談者が警察に通報されることなく、守秘義務が優先されている。例えば、東京都立精神保健福祉センター「薬物問題相談」のホームページには、「相談することで警察に通報されることはありません」と明記されている。

もちろん通報が優先されてしかるべき場面もある。一般に自傷他害がある場合には、医師の守秘義務は免除されて警察に通報する義務が課されている。なお、薬物使用とは関係ないが、児童や高齢者の虐待を疑った場合は、通告・通報の義務があるので知っておきたい（本書、お作法017参照）。

●参考資料

1） 日経メディカル Online：弁護医師・田邉昇の『医と法の視点』◎薬物乱用患者が救急外来にやって来たら…（2019/12/02）

2） 日経メディカル Online：日経メディクイズ◎医事法 薬物犯罪が疑われる患者を通報する義務はあるか（2019/11/01）

先輩医師から一言

薬物中毒については、治療を優先すべき。（50歳代診療所勤務医、精神科）

確かに薬物中毒を診ても警察に届ける義務はありませんが、「どうみても怪しい」患者に遭遇する可能性は多分にあるので、心しておきましょう。私が以前に出会ったのは覚せい剤中毒でした。（60歳代病院勤務医、一般内科）

在宅患者の「もしもの時」に救急車を呼ばせない

内閣府の「高齢者の健康に関する調査」では、最期を迎えたい場所として「自宅」を希望する人が54.6％を占めており、病院などの医療施設を希望する人（27.7％）を大きく上回っている。「もうだめなのであれば、自宅で最期を看取ってあげたい」と考える家族も多い。

在宅医療は、そんな患者や家族の願いを考えることができる医療であるはずだ。ただし、その思いをまっとうさせるためには、「家族と十分な話し合いと、最期のときの対応についてしっかり説明しておくことが重要」と清水メディカルクリニック（兵庫県明石市）副院長の清水政克氏。最後は自宅で静かに……と考え、本人も家族も納得して延命治療を望まない意志を表明して、その体制も整えて過ごしてきたにもかかわらず、最期に救急車を呼んでしまったがために、その思いを遂げられないことになってしまうことがあるからだ。

例えば以下のようなケースだ。

Aさんは63歳男性で、腎細胞癌で抗癌剤治療を行っていたが、多発肺転移、肝転移が出現し、これ以上は積極的な治療を行わないことになり、本人や家族の希望で在宅療養となった。最初は穏やかに過ごされていたが、徐々に、経口摂取が難しくなってきた。浮腫などはなく、患者と家族から点滴を希望されたので、中心静脈栄養を施した。また、肺転移による呼吸困難も増悪したが、モルヒネ製剤の持続皮下注射を行い、落ち着いた様子を見せていた。本人は「最期は静かにここ（自宅）で逝きたい、延命治療は必要ない」と話し、家族もそのつもりだった。

徐々に傾眠状態となり点滴を適宜減量、血圧も低下してきたため、いつお看取りがあってもおかしくない状況だと思っていたその夜、患者の呼吸が止まり、動揺した家族が救急車を呼んでしまった。到着した救急隊によって救命活動が行われ、Aさんは病院に運ばれてしまった――。

患者が心肺停止して家族らが慌てて119番通報した場合、駆け付けた救急隊は、患者が蘇生を望んでいないとしても、消防法などにより救命活動の中止はできない規定となっており、望まない延命治療が行われてしまうことになる。

また、救急隊が到着したときにすでに患者が死亡している場合には、警察に通報され検視となる場合がある。そうなると、自宅に警察が来て患者の亡くなったときの状況を聞かれるなどして、家族はその対応に追われる。亡くなった家族を静かに悼むことさえ難しくなる。

「もしも」のときの対応をしっかり説明する

「自宅で人生の最期を迎えたい」と希望する終末期患者の意思を尊重するためには、幾つかの段階を踏みながら、「もしも」の時の対応を患者家族に知ってもらうことが大切だ。

そのために、まず「予後数週間程度と判断した段階で、可能であれば本人の在宅療養継続の意向を確認し、その意向を家族と共有する」(清水氏)。患者本人の希望する在宅療養の継続を共通の目標として設定した上で、家族に今後起こり得ることに関して説明する。

その際に清水氏は、緩和ケア普及のための地域プロジェクト(厚生労働科学研究がん対策のための戦略研究)が作成し、ウェブ上で公開している「これからの過ごし方について」というパンフレットを用いることが多いという。ダウンロードして印刷して、患者家族に渡しておけば、ほかの家族にも伝達されやすく、そのことが平穏な看取りにつながることが多いからだ。

また、救急要請に関して改めて説明する。まず、患者本人がDNRを希望していることや、延命処置を行っても根本的に元の病気が治るわけではないことをしっかりと家族に理解してもらう。救急車を要請することは延命治療を希望することと同義であること、救急隊が到着したときにすでに死亡している場合は、地域のメディカルコントロール・ルールに則って警察に通報され、検視となる場合があることなど、救急要請した際に起こることについても十分に説明する。
そして、もしも呼吸が止まったら、落ち着いて、救急車ではなく訪問看護師か在宅主治医に連絡し、その到着を待つように指示する。
「独居の患者の場合、心肺停止状態の患者を発見したヘルパーが驚いて救急車を呼んでしまうこともある。そうならないように、事前に関係者でしっかり情報共有することも大切だ」（清水氏）。

地域の救急搬送ルールを知っておく

最近では、心肺蘇生を望まない終末期患者らを救急搬送する際、本人と家族の同意など一定の条件を満たせば、蘇生や病院への搬送を中止できる新たなルールの運用を始めている地域もある。
そうした地域では、救急隊員が現場で、蘇生を望まないという意思を家族から示された場合、かかりつけ医に電話で連絡する。患者が成人で、生前に本人の同意があることなどを医師から確認できれば、蘇生を中止できるようにする。患者を病院搬送せず、医師が自宅で死亡確認するという。
「自宅で人生の最期を迎えたい」という希望を叶えるためのルールだが、その前に延命治療を望まない場合には救急要請をしないための対策をしっかりしておこう。

●参考資料

木澤義之、山本 亮、浜野 淳『いのちの終わりにどうかかわるか』（医学書院、2017年）

先輩医師から一言

不要な救急車要請は控え、在宅死を自然なことと思えるようにすることが大切です。
（50歳代開業医、一般内科）

在宅患者が救命センターへ搬送された場合、悲惨な状況が待っている。
（60歳代病院勤務医、麻酔科）

056

救急車に関するお作法②

お作法ランク B

緊急性の低い患者の転院搬送に救急車は使わない

高齢化の進展などによって救急搬送件数は増加の一途をたどっている。需要増に救急隊の増加が追いつかず、真に必要な傷病者への対応が遅れ、救命率に影響が出かねない状況だ。限りある搬送資源を緊急性の高い事案に優先して投入するためには、救急車の適正利用が不可欠だ。

消防庁や厚生労働省は、一般人にタクシー代わりに救急車を利用するといった不適正利用をしないように呼び掛けているが、加えて医療者に対しても、救急車の適正利用を促している。具体的には、患者を別の病院に移す際の救急車利用についてだ。緊急治療の必要性が低い患者の場合には救急車を利用した転院搬送をしないよう求めている。

これについて1974年に、消防庁がすぐに高度な治療を受ける必要がある場合を除き、転院搬送は救急業務ではないとの見解を示していた。さらに、2016年3月31日に改めて通知を発出。緊急性が低い場合は病院が所有する搬送車やタクシーを利用することを示した上で、地域の実情に応じたルールを、地元医師会とも合意の上で取りまとめるよう求めた表1。

とはいえ、例えば発熱で自宅近くの無床診療所を受診し、肺炎が疑われ抗菌薬の点滴投与を外来で行ったが、糖尿病を患っており入院が望ましいと判断した患者が高齢で独居といったケースのように、緊急性は乏しいものの、救急車による搬送しか手段が考えにくい場合もある。無床診療所で病院車など持ち合わせておらず、患者にタクシーを使う経済的余裕がないといった状況であれば仕方なく救急要請ということもある。

転院搬送は全救急出動件数の1割弱を占めており、全体の救急搬送件数に与える影響が大きい。どうすれば現行の救急サービスを守りつつ、転院搬送をスムーズに行うことができるか。地域ごとに策定された救急業務として転院搬

表1 救急業務として転院搬送を行う場合のルールについて合意形成を行う際の参照事項[2]

1 消防機関が救急業務として行う転院搬送は、原則として以下のイ及びロの条件を満たす傷病者について、転院搬送を要請する医療機関（要請元医療機関）の医師によって、医療機関が所有する患者等搬送車、民間の患者等搬送事業者、公共交通機関等、他の搬送手段が活用できないと判断される場合に実施するものとする。

イ　緊急性　緊急に処置が必要であること。

ロ　専門医療等の必要性　高度医療が必要な傷病者、特殊疾患等に対する専門医療が必要な傷病者等、要請元医療機関での治療が困難であること。なお、一の医療機関において急性期の治療が終了した傷病者について、当該医療機関の医師が、他の医療機関において専門医療又は相当の医療を要すると判断したときにおいても、当該要件を満たす場合もあること。

2 消防機関が救急業務として転院搬送を行う場合、1の原則を踏まえた上で、地域の実情に応じ、以下の項目について関係者間で検討し、合意の上でルール化しておくことが望ましい。

イ　要請元医療機関が、'あらかじめ転院する医療機関を決定し、受入れの了解を得ておくこと。

ロ　要請元医療機関が、その管理と責任の下で搬送を行うため、原則として要請元医療機関の医師又は看護師が同乗すること。同乗できない場合は、救急隊のみで搬送することについて、要請元医療機関が患者、家族等に説明し、了承を得ること。

ハ　要請元医療機関が、消防機関に対し、転院の理由、搬送を依頼する理由、担当医師名、患者の状態、処置内容等を示した転院搬送依頼書を提出すること。

送を行う場合についてのルールを把握し、救急要請する前に、本当に他の手段がないかを考える必要がある。

●参考資料

1）日経メディカル Online：薬師寺泰匡の「だから救急はおもしろいんよ」◎「何で転院に救急車を使えんのや!?」（2016/04/14）

2）消防庁次長・厚生労働省医政局長「転院搬送における救急車の適正利用の推進について」（2016年3月31日：消防救第34号・医政発0331第49号）

先輩医師から一言

転院搬送用に廉価で利用できる搬送サービスを新たに作るか、転院の際は介護タクシーの利用に税金から補助金を出すか、病院車の運用を補助する仕組みを考える必要がある。
（40歳代病院勤務医、内科）

057

救急車に関するお作法③

お作法ランク
B

転院搬送のときは
タクシー代を持参する

緊急患者の転院搬送に、行政の救急車を利用せざるを得ず、転送搬送に付き添うことがあるが、その際に気を付けたいのが帰りの手段だ。「行きと同様に、帰りも救急車で戻るのが当然」という考えは通用しない。患者の転送に携わった救急隊にとって、転送に同乗した病院スタッフを連れて帰るのは、業務外だからだ。限りある搬送資源を緊急性の高い人のために利用できるよう、健常な医療スタッフが職場に戻る際の救急車の利用は控えるのが原則だ。

もっとも、搬送に付き添ったスタッフの帰還に救急車を利用する場合があってもよいのではないか、という意見もある。

「スタッフが転送に関わっている間、自院の救急体制が手薄になる。自院が手いっぱいになり、一刻も早く自院に戻る必要があるといった状況も発生し得る。そのような場合には、救急車の出動要請がなければ、救急隊員の好意で自院まで送ってもらうことは構わないのではないか」と救急医の薬師寺泰匡氏（薬師寺慈恵病院）は話す。救急車を使ったスタッフの帰院搬送が地域の救急体制維持のために有効に働くのであれば、状況さえ許せば、救急車を利用しての帰還も許容されるべきなのではないか、というわけだ。

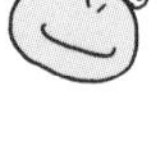

送り届けてくれるのは当たり前ではない

もちろん、転院搬送の直後に救急車が他の現場に出動することも珍しくないわけで、転院搬送に付き添う場合に「帰りのことを考えておく」のは、医師としての基本的なお作法と言えるだろう。

薬師寺氏は、自身が初めて転院搬送についていくことになった時、上級医から3つのアドバイスをもらったという。以来、そのアドバイスを胸に刻み、後輩医にも伝えている。その3つのアドバイスとは、以下の通りだ。

(1) 帰りのタクシー代を持って行く
(2) 救急車で連れて帰ってもらえるのは当たり前ではないので、もし連れて帰ってもらえたらありがたく思うこと
(3) 送ってもらえることになった場合、もし道中に次の搬送の要請がかかった場合は邪魔にならないように付いていって、そのまま邪魔せず帰ってくること

薬師寺氏は「救急車が送り届けてくれるのが当たり前だとは決して思ってはいけない」と強調する。また、「救急隊は、医師がお願いすると断りにくい」(薬師寺氏)ことも肝に銘じておきたい。

●参考資料

日経メディカル Online:薬師寺泰匡の「だから救急はおもしろいんよ」◎救急車での転院搬送、同乗医師の帰院手段は?(2017/10/05)

先輩医師から一言

着の身着のままで行くので財布も持っていないことも多い。帰れなくなるので注意。
(30歳代病院勤務医、循環器内科)

転院搬送時には上着、携帯電話、財布を持参! ほっと息をついた瞬間に真っ青になる。
(30歳代病院勤務医、精神科)

転院でなくても救急車に患者さんと同乗する場合、帰院は自力となります。救急車は患者さんの搬送で別の現場へ急行する場合もあり、病院まで送ってもらえるわけではないと認識しておかなければなりません。
(50歳代開業医)

出発前に現金やタクシーチケットなどを渡してくれる病院もありますよ。
(60歳代病院勤務医、整形外科)

知らずに真冬に白衣にシャツだけで搬送先で降ろされたことがあります。幸い財布は持っていましたが白衣を脱いでシャツ1枚で電車で帰りました。
(40歳代病院勤務医、脳神経内科)

058

お作法ランク A

仕事の場では原則、敬語を使う

オフィシャルな場では、基本的には敬語を使うのが社会人としてのお作法だ。上司や先輩医師はもちろん、他職種のスタッフ、さらに患者にも敬語を使うのが原則と心得よう。

人間関係が構築できた後には、親近感も込めてタメ口を使うことが許される場面もあるだろう。しかし、そのような人間関係がない入職当初は、誰に対しても敬語を使うのがよいだろう。特に、年下だからといって自分より職歴の長い看護師や事務スタッフに対して、初対面からタメ口を使うのはいただけない。

また、社会人となったからには、オフィシャルな場では、極力、正しい日本語を心掛けたい。「あの患者さんの病室はどこ？」と聞かれたときに、「315号室になります」といった受け答えは、年配者からすると「いつ、なるんだよ」と突っ込みたくなる表現だ。また、例えば「コーヒー要る？」と聞かれたときに「大丈夫です」というのも通用しない。「大丈夫かどうかなんか聞いてないよ、要るのか要らないのか！」とイラつかれる。

「マジ」「ヤバい」「超○○」などの若者言葉もオフィシャルな場では控えたい。よくあるのが、若者言葉と敬語のミックスだ。「さっきの患者さん、ヤバくないですか」とか、「それ、マジですか」といったような表現が使われていることがある。「○○ではないですか」や「○○ですか」と聞くことで丁寧に話しているつもりだが、そもそも「ヤバい」や「マジ」といった言葉は同世代の間だけで通用する若者言葉だ。どう装飾してもオフィシャルの場で使える言葉ではないことを知っておきたい。

●参考資料

石川和男 、『仕事の超基本』（朝日新聞出版、2019年）

059

社会人としてのお作法②

お作法ランク A

恥ずかしい敬語は使わない

敬語を使う上では、正しい敬語を心掛けたい。敬語には丁寧語、尊敬語、謙譲語があり、その使い分けは案外、難しい。

例えば、「見る」は、丁寧語では「見ます」、尊敬語では「ご覧になる」、謙譲語なら「拝見する」といった具合に言葉が変わる。尊敬語は、目上の人が主体の場合に、相手への敬意を込めて使う言葉だ。一方、謙譲語は自分が主体の場合に、相手に対してへりくだって使う。

例えば、医局に置いてあるお土産について、食べたかどうかを聞かれたとき、「召し上がりました！」と答えるのは間違いだ。「召し上がる」は尊敬語であり、この場合は「いただきました」が正しい使い方だ。目上の人に食べたかどうかを聞くときは、「召し上がりましたか」と尊敬語を使うのが正しい敬語だ。

表2 敬語の使い方例

普通の言い方	丁寧語	尊敬語	謙譲語
見る	見ます	ご覧になる	拝見する
食べる	食べます	召し上がる	いただく
来る	来ます	お越しになる、 お見えになる、 いらっしゃる	うかがう、参る
言う	言います	おっしゃる	申す
知る	知ります	ご存知	存じ上げる

●参考資料

石川和男、『仕事の超基本』（朝日新聞出版、2019年）

060

社会人としてのお作法③

お作法ランク A

院外の人に話すときは上司でも呼び捨てに

社会人になると、同世代以外の人たちと話す機会が増える。目上の人と話をするときのために尊敬語や謙譲語をマスターしておくことは大切だ（本書、お作法059参照）。ただし、院内（同じ組織）の人と話す場合と、院外（別の組織）の人と話す場合では、敬語の使い方が違ってくることに注意が必要だ。

あなたにとって指導医は、目上であり、普段は敬語を使うべき存在だ。しかし、院外の人に指導医の話をするときには、状況が変わってくる。たとえ、あなたにとって上司であっても、敬語は使わない。

例えば、院外の人に自院の院長を紹介する場合、「うちの病院の山田院長先生です」と紹介するのは間違っている。自分が所属する組織の人に対しては、敬称をつけない。院外の人の前で、上司に敬語を使わないことは、上司に対しては失礼に当たらない。

役職の使い方にも気を付けたい。「院長」や「診療部長」といった役職は、敬称であり、尊敬の意味を持つ敬語の一種だ。院外の人に紹介するときは、「○○院長」ではなく、「院長の○○」または、単に「○○」と呼ぶ。

また、敬称に「様」や「先生」を付けることは、二重敬語となる。例えば他院の院長に対しても、「○○院長先生」は誤りだ。「院長の○○先生」もしくは「○○院長」と表現しよう。

ほかにも、自分の病院のことは「うちの病院」などと言うのではなく、「当院」といった表現がいい。相手の病院は「お宅の病院」ではなく「貴院」などと呼ぶ。

もっとも、医療者同士で話をする際には、自院の医師のことを話す場合でも「○○先生」と呼ぶことも多いので、その場の雰囲気に合わせて、臨機応変に考えることも大切だ。

図1 **院内と院外で敬称を使い分ける**

▶ 院外の人に自院の院長を紹介する場合

・院長の○○です

▶ 院外の院長を訪ねる場合

・院長の○○先生はいらっしゃいますか

・○○院長はいらっしゃいますか

表1 **内と外とで使い分ける用語**

貴院	**病院**	当院、本院、わたくしども
貴会	**団体**	本会、当会、小会
院長の○○先生、○○院長	**役職**	私どもの院長の○○
ご担当者様、ご担当の方	**担当者**	担当の者
ご来院、お立ちより、お越し	**訪問**	参上、ご訪問、お伺い
ご書面、貴信、貴書	**文書**	書面、書中、弊書
お住まい	**家**	拙宅、小宅

●参考資料

1）金森たかこ，西出ひろ子『入社1年目ビジネスマナーの教科書』（プレジデント社、2017年）

2）石川和男、『仕事の超基本』（朝日新聞出版、2019年）

先輩医師から一言

准教授レベルでもできない人が多い。
（60歳代病院勤務医、小児科）

他人に身内の話をする時に敬称をつけてはならない。たとえ目の前にいる教授の紹介でも、「うちの○○です」と言うのが常識。　（50歳代病院勤務医、血液内科）

ホウ・レン・ソウを忘れない

ビジネスの世界では、「ホウ・レン・ソウが大切」とよく言われる。報告、連絡、相談のことだが、医師の世界においても重要だ。

まず、指示を受けて仕事をしたら、指示を出した人に対して必ず報告する。指示された業務が完了したときの報告はもちろんのこと、業務が長期間に及ぶ場合には進捗状況や今後の見通し、新たな情報や問題点など「途中経過の報告」も行うことが大切だ。また、トラブルやミスが発生したときなど、悪い報告こそ早く伝えるようにして、問題が深刻化することを回避する。

報告はまず結論から伝える

報告の仕方にも留意したい。まず結論を話した上で、詳細な報告を行う。長々と説明を始めてしまうと、聞いている方は「要するに何が言いたいの？」と言いたくなる。

また、「事実」と「私見」を明確に分けることも大切だ。まずは事実を正確に伝え、私見であることを断った上で自分の意見を伝えよう。

連絡は、事実の周知が目的であり、上司を含め、関係する人たちと情報を共有するためのもの。また、遅刻や欠勤の際の連絡も含まれる。

相談は、疑問点や不明点が生じたときや判断に迷うときなどに、1人で抱え込んだり、勝手な判断で進めるのは危険。上司や先輩に相談してアドバイスをもらうことが大切だ。その際には、(1) 相談内容を整理して要点をまとめておく、(2) 相談する目的を明確にしておく、(3) 「分かりません、どうしたらいいのでしょうか」と丸投げするのではなく、自分なりの考えを持って相談する——などを心掛けたい。

相談が終わったら、問題解決とは無関係に、相談に乗ってくれたことに対して必ずお礼を伝えるようにしたい。また、その後の結果報告をすることも忘れずに。

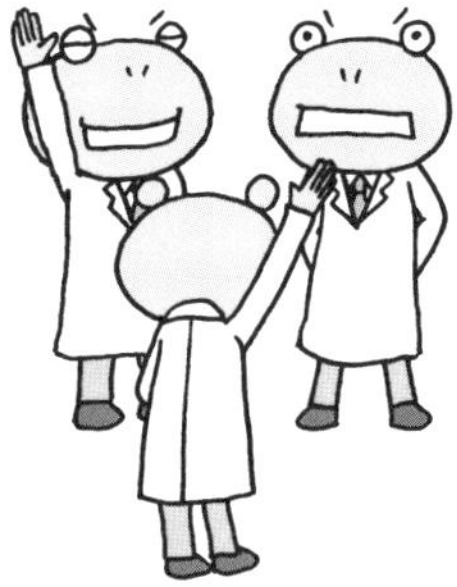

●参考資料

1) 金森たかこ, 西出ひろ子、『入社1年目ビジネスマナーの教科書』(プレジデント社、2017年)
2) 石川和男、『仕事の超基本』(朝日新聞出版、2019年)

先輩医師から一言

患者の安全にかかわることだから大切です。
(40歳代病院勤務医、消化器内科)

これができないと、かばいようもなければ事故も防げない。
(60歳代病院勤務医、小児科)

社会人の常識。しかし残念ながらこれができない医師が多い。従って、しっかりできると評価も上がり、皆から信頼される。
(40歳代病院勤務医、リウマチ科)

ヒューマンエラーは仕方のないことであり、「怒られたくない」などの感情でインシデントを隠ぺいしないことが大切。報告の必要が乏しいような些細なことであっても、上司には伝えてもらいたい。
(40歳代病院勤務医、緩和ケア科)

病院に限らず、どの仕事でも「ホウ・レン・ソウ」は大切だと思います。特にこの業界の場合には、対応が遅れると命にかかわり、裁判沙汰になることが多いので、欠かしてはいけないと思います。
(40歳代病院勤務医、脳神経外科)

狭い知識の中で突き進まないように。上司は普段からホウレンソウをしやすいコミュニケーション作りをするべき。実際に相談したくてもしにくい上司もいたので、特にそう思う。 (40歳代病院勤務医、泌尿器科)

062

社会人としてのお作法⑤

お作法ランク A

自分自身を診療した場合、保険請求してはいけない

提案者 **Dr.K**（勤務医、個人投資家）

手塚治虫氏の名著『ブラック・ジャック』には、ブラック・ジャックがベッドの上につるした鏡を見ながら自分の腹部手術を行って腹膜炎の治療をするシーンがある（正確には、出血が激しくなり途中で助手のピノコに手伝ってもらったのだが）。自分自身の手術はともかく、かぜをひいた場合、医師が自分で自分の診察を行い、かぜと診断して薬を処方し、保険請求することは可能なのだろうか。

自己診療の保険請求はNG

医師が自分自身を患者として血液検査や画像検査をオーダーしたり、薬剤を処方したりする行為のことを「自己診療」という。結論からいうと、自己診療については、保険請求することはNGだ。

健康保険法など、現在の医療保険制度の基となる法令を見ると、そもそも自己診療自体に関する記載がない。法律では被保険者が保険医そのものであることを想定しておらず、わざわざ記載されていないのだろう。

医師法第20条には「無診察治療等の禁止」に関する条文があり、これが拡大解釈されて自己診療はダメだとする意見もある。しかし、あくまでこれは診察せずに治療するような適当な診療があってはならないという意味合いであり、自己診療のことを指しているわけではないと考えるべきだろう。

自己診療の規制について明文化しているのは、保険医や保険医療機関の指導・監査について厚生労働省がまとめた「保険診療の理解のために 医科（令

和元年度版）」。「保険診療として行うことについては認められていない」とされており、もし保険請求する場合には、同じ医療機関内であっても他の保険医に診療を依頼して、治療を受けて保険請求してもらう必要がある。

なお、自己診療については、「保険診療の理解のために」の中で不正請求の一例として示されている。つまり、自己診療を保険請求した場合には、不正請求とみなされる。

◆ **自己診療について**（保険診療の理解のために 医科（令和元年度版）より）

健康保険法等に基づく現行の医療保険制度は、被保険者、患者（他人）に対して診療を行う場合についての規定であるとされていることから、自己診療を保険診療として行うことについては、現行制度下では認められていない。保険診療として請求する場合は、同一の保険医療機関であっても、他の保険医に診察を依頼し、治療を受ける必要がある。

自家診療は保険者によって異なる

一方、医師が自分の家族や医療機関の従業員を診療する行為のことは「自家診療」と呼ばれる。自家診療について、保険診療が認められるかどうかの扱いは保険者によって異なる。

例えば、一般的な社会保険に加入している家族や従業員の場合は自家診療による保険請求が可能だが、医師国保組合などでは自家診療分の保険請求が「一部の例外を除いて」できない場合が多い。前出の「保険診療の理解のために」には、以下のように記載されている。

◆ **自家診療について**（保険診療の理解のために 医科（令和元年度版）より）

自家診療を保険診療として行う場合については、加入する保険医療制度の保険者により取り扱いが異なるようである。認められる場合についても、診療録を作成し、必ず診察を行い、その内容を診療録に記載し、一部負担金を適切に徴収する

のは当然である。無診察投薬、診療録記載の省略、一部負担金を徴収しない等の問題が起こりやすいため、診察をする側、受ける側ともに注意が必要である。

自家診療は個別指導や適時調査の場で厳しくチェックされるようだ。ポイントは、診療の実態があるかどうか、保険診療のルールにのっとって一部負担金が支払われているかどうか、といえる。

例えば、家族から「かぜをひいて熱があるので、解熱剤が欲しいんだけど」と言われて、「じゃあ、ロキソニン出しておくね」といったやりとりだけで薬を処方したら、それは診療の実態がないので、「無診察診療」に該当する。

また、「一部負担金が支払われているか」という部分については、きちんと記録を残しておかないと、指導の対象になりやすい。もっとも、福利厚生の一環として、自家診療による自己負担を無料にしている医療機関もあるが、それは会計上、一旦は自己負担額を徴収した上で、福利厚生費として後で還付されている場合が多いだろう。

なお、医師国保組合では、倫理面や保険財政の問題から自家診療を制限しているところが多いが、「一部の例外」もある。それは離島などのへき地に赴任する場合の自家診療だ。周辺に自分以外に医師がいないといったへき地では、医師国保組合に加入している自分の家族を、自分が診察するしかない。こうしたケースでは、それぞれの医師国保組合が独自にルールを作って運用しているようである。

●参考資料

1） 日経メディカル Online:Dr.Kの「医師のためのバリュー投資戦術」◎自己診療・自家診療は保険請求できる?（2020/02/28）

2） 厚生労働省：保険診療の理解のために 医科（令和元年度版）

先輩医師から一言

自分で処方を考えるにしても、他の医師に画面を開いてもらって処方してもらいます。
（50歳代病院勤務医、脳神経外科）

自分のカルテは他の医師に書いてもらうこと。
（60歳代病院勤務医、泌尿器科）

063

社会人としてのお作法⑥

お作法ランク
B

もらった名刺はすぐに しまってはいけない

学会や地域の会合に出たときは、人脈を作ることが大切だ。そのためには名刺交換が欠かせない。挨拶は、目下の者からするのが作法だ。まずは、自分から名刺交換を申し出よう。名刺を差し出すときには、名刺は相手に向けて、名刺入れの上に載せて差し出す。その際には、相手の目を見て所属と名前を名乗りたい。名刺入れを使わず、ポケットからおもむろに名刺を出したり、財布から出すのはマナー違反だ。また名刺がヨレヨレなのもいただけない。

受け取るときには、胸の高さで両手で受け取る。「頂戴します」と言葉を添えるとより丁寧だ。そして、その場で病院名や名前を確認しよう。受け取った名刺はすぐに名刺入れにしまわず、名刺入れの上に置いて持つ。テーブルがある場合は、名刺入れを座布団にしてその上に置く。いただいた名刺は、丁寧に扱う。

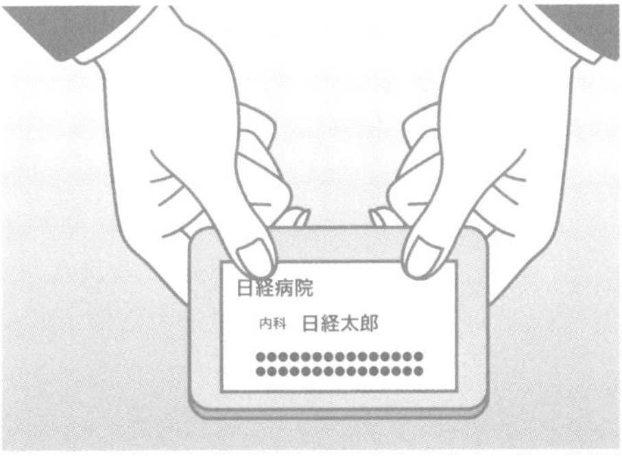

●参考資料

1) 金森たかこ , 西出ひろ子、『入社1年目ビジネスマナーの教科書』(プレジデント社、2017年)

2) 石川和男、『仕事の超基本』(朝日新聞出版、2019年)

有給休暇の取得に「理由」は必要ない

有給休暇の取得は、働く者の権利だ。2018年に成立した働き方改革関連法では、医師を含む全ての職種について、年次有給休暇の5日間の取得が義務化され、2019年4月から実施されている。

そもそも労働基準法第39条では、(1)雇入れの日から6カ月が経過している、(2)全労働日の8割以上出社している──の2つの条件を満たす全ての労働者は、有給休暇を取得する権利を持つことが示されている。

加えて、年次有給休暇が10日以上付与される職員に対して、付与日から1年以内に5日間取得させることが義務化されたのだ。パートタイマーであっても、年次有給休暇が10日以上付与される人は対象となる。

有給休暇の取得については、(1)職員本人の申請による取得、(2)使用者側からの時季指定による取得、(3)労使間の協定に基づく計画的付与による取得──の3パターンに大きく分けられる。人手不足などを理由に年次有給休暇を5日間取得させないことは認められず、取得させなかった場合には、経営者は罰則の適用(30万円以下の罰金)を受ける可能性がある。

なお有給休暇は、理由に関係なく取得することができる。「休暇をどのように利用するかは、使用者の干渉を許さない労働者の自由である」という「年休自由利用の原則」があるからだ。

ただし、例外的に有給休暇申請の理由を、使用者が職員に聞いても良いケースがある。それは、業務上、申請された日程に有給休暇を取られると通常の業務が行えなくなる場合だ。

使用者は「時季変更権」という職員に有給休暇の日程を変更させる権利を有しており、日程をずらすように要請できるが(労働基準法第39条5項但し書き)、その場合に限って、有給休暇申請の理由を尋ねることも問題ないとされている。

表1 有給休暇の付与のパターン

(1) 職員本人の申請による取得	職員自身が年次有給休暇の取得日を決め、自らの申請によって取得するもの。
(2) 使用者側からの時季指定による取得	職員自身が業務多忙のため取得日を決めることが困難と考えられる場合で、使用者側が時季を指定して取得してもらうもの。「○月○日に取得してください」と使用者側から時季を指定することも可能(その旨や時季について職員にあらかじめ伝えて意見を聞く必要がある)。
(3) 労使間の協定に基づく計画的付与	あらかじめ労使によって協定書を締結することで時季を定めて計画的に取得してもらうもの。各職員や部門ごとに、日を決めて取得してもらう。

有給休暇の申請書に理由欄が設けられていることもあるが、その場合は単に「私用」と書けばよい。具体的な理由を記したが、休暇を別の使途に利用したとしても、何の問題もない。

有給休暇の取得は、働く者の権利だが、大人の作法として、取得には周囲とのバランスを考慮し、思いやりを持った取得を心掛けたい。予定が決まれば、早めに取得希望日を伝え、調整をしてもらうこと。日程を決める上では、繁忙期でないか、他の人たちが休みを取ろうとしていないかなどの配慮もしたい。また、不在中に必要な仕事を、休暇までに引き継いでおくなど、休暇中周りの人が困らないような段取りも大切だ。

休暇中は周りのスタッフがフォローしてくれていることを忘れずに、出勤したときには「お休みをいただき、ありがとうございました」といった挨拶をするのも、大人の作法だ。

●参考資料

1) 日経ヘルスケア:寄稿◎残業規制だけではない「働き方改革」4月から有休取得義務化、あなたの職場は大丈夫?(2018/12/11)

2) 日経ヘルスケア:院長を悩ます職員トラブル大研究◎「退職時に有休をまとめて取る」と言われたら(2016/05/11)

065

社会人としてのお作法⑧

お作法ランク B

会議室やエレベーターの席次を意識する

会議に参加するために会議室に入ったとき、どこに座ればよいのか、迷うことはないだろうか。そんなときのために、基本的な席次を知っておこう。

席次には上座と下座がある。上座は、役職が上の人や年長者、お客さんが座る場所だ。その部屋の中で最も居心地がよく、安全に過ごせる場所と認識しておこう。基本的には、入口から最も遠い場所で、奥の席だ。

一方の下座は、役職が下の人や年少者、ホスト側の席だ。基本は、入口から近く、手前の席だ。

デスクがコの字型に配置されている会議室の場合、出入口から遠い奥の席が上座となる 図1 。以下、上座から見て右手前、左手前、さらに右手前、左手前……となる。議長がいる場合には、議長が上座に座り、議長に近い右側が次席となる。

図1 会議室の席次

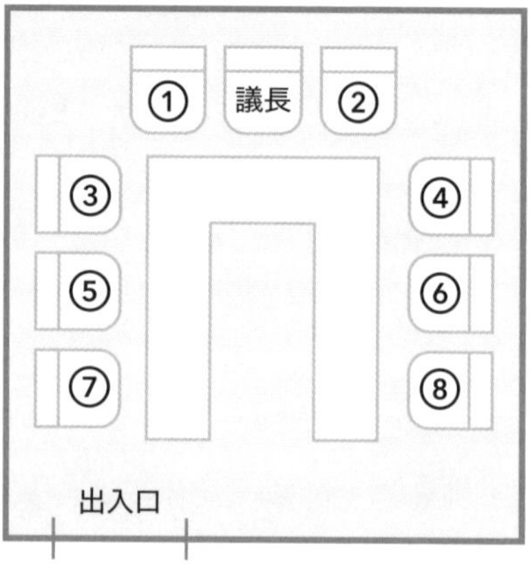

図2 エレベーターでの席次

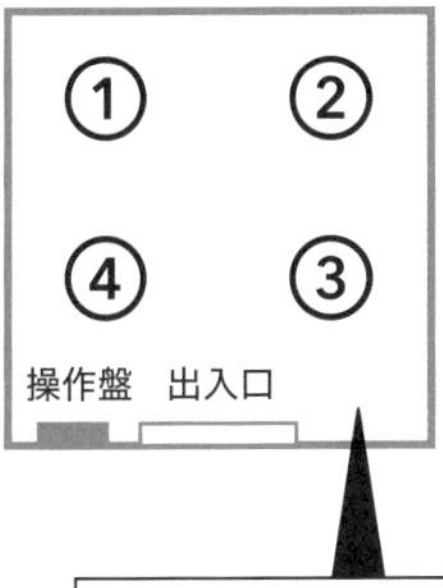

図3 車の席次

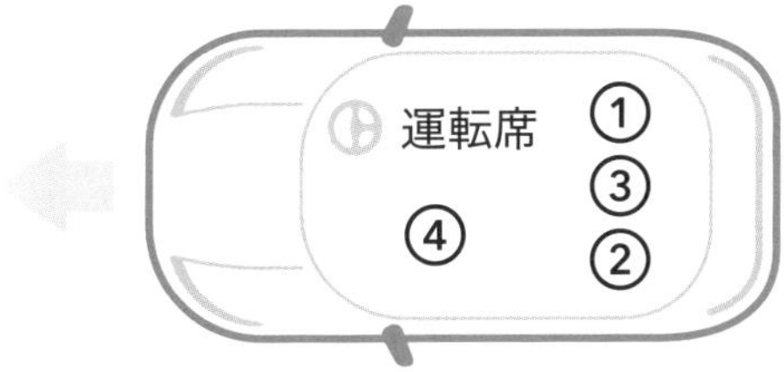

エラい人とエレベーターに乗るときの作法

<中に誰も乗っていないとき>

「失礼します」と一声かけて、エラい人より先に乗り、操作盤の前に立ち、扉を押さえてエラい人を案内する。

<中に人が乗っているとき>

ドアを押さえて、中から人が降りるのを待ち、その後、先にエラい人を乗せて、自分は最後に乗る。

席次があるのは部屋だけに限らない。エレベーターや車にも、席次がある。エレベーターの場合、操作盤側の奥が上座となる**図2**。車の場合には運転席の後ろが上座だ**図3**。エラい人とタクシーに乗る際には気を付けたい。

●参考資料

1）金森たかこ，西出ひろ子、『入社1年目ビジネスマナーの教科書』（プレジデント社、2017年）

2）石川和男、『仕事の超基本』（朝日新聞出版、2019年）

066

社会人としてのお作法⑨

お作法ランク C

民間の医療保険に入る必要はない

社会人になったのだから、民間の医療保険くらい入っておかねば……。そんな風に思っている人も多いかもしれない。生命保険文化センターの「生命保険に関する全国実態調査」によると、8割以上の世帯が医療保険に加入しているらしい。「月々たったの2000円で充実の保証」といったテレビCMなどを見ると、月々わずかな負担だし、何かあった場合に備えて入っておくか……と思いがちだが、果たして本当にそうなのだろうか。

「保険とは、その有事が発生する確率は低いが、万が一発生してしまうと損失が大きいものに適している」と、医師であり日経メディカル Onlineの連載「医師のためのバリュー投資戦術」の著者であるDr.K氏は言う。例えば、もしも火災が起こって自宅が全焼したり、交通事故を起こして高額の賠償を請求されたりしたら、今ある貯蓄だけではまかなえない可能性がある。「起こり得る事態による経済的ダメージが許容範囲を超えているような場合には、万が一のためにみんな保険料を支払う。大半の加入者は保険金を受け取れないので、損をすることになるが、想定されるダメージが大きい場合には、そこは割り切るしかない」(Dr.K氏)のだ。

一方で、発生する確率が高かったとしても、それが発生したときの損失が小さければ、保険をかける意味はあまりない。予期できる出費(コスト)であり、発生した都度、手持ちの資金から支払えるのであれば、それが正しいスタンスであり、保険金というコストを払い続けるのは意味がないといえる。

そう考えた場合、医療保険はどうか。生命保険文化センターの「生活保障に関する調査」によれば、入院時の自己負担費用は治療費・食事代などを含めて1日平均2万円程度、1カ月入院したら60万円程度かかる。しかし、ご承知の通り、わが国には高額療養費制度という制度があるので、多くの日本人の自己負担額は月2万〜5万円で済む。勤務医であれば、健康保険の「傷病手当金」ももらえる。

もしも病気になって入院することになったとしてもせいぜい月に5万円程度の負担なのに、それにわざわざ年に何万円も払って医療保険でヘッジをかける意味がないことはお分かりいただけるだろう。月2500円の医療保険だとしても、10年間で支払う額は夫婦で60万円にもなる。

「少なくとも現時点では、公の健康保険以上に手厚い保険はないので、民間の医療保険にお金をかける必要はない」とDr.K氏。高収入で貯蓄が平均的なサラリーマンよりも多い医師なら、なおさらだ。

入るべき保険かどうかは、「ヘッジすべきリスクをカバーしている保険かどうか」がポイントだ。言い換えると、「起こってしまうと経済的にダメージが大きいため、多少損をしても保険料を支払うのはやむを得ない」と割り切れる保険にだけ入るようにしよう。

●参考資料

日経メディカル Online：Dr.Kの医師のためのバリュー投資戦術◎民間の医療保険？ そんなの入る必要ありません（2018/01/19）

先輩医師から一言

日本の医療制度では高額療養費制度もあり、民間の医療保険は無用の長物と思います。（40歳代病院勤務医、脳神経内科）

民間保険って入らないものなのですか？ 入ってるんですけど。（30歳代病院勤務医、精神科）

マネーリテラシーの向上は重要。これは医学部では教えてくれない。（30歳代病院勤務医、総合診療科）

067

社会人としてのお作法⑩

お作法ランク
C

電話を取ったときには「もしもし」と言わない

メールなどが普及して電話を用いることが、少なくなった。だが、至急の案件やメールでは伝わりにくい話をするときには、相手の気持ちや理解度を確認しながら話が進められる電話でのやりとりが必要となる。そんなときに恥ずかしい思いをしないように、また相手を不快な気持ちにさせないように、社会人としての電話対応の作法をしっかり押さえておきたい。

明るく元気な声で「はい、○○です」

まずは、電話の受け方。電話を受けたときの第一声、あなたは何と言っているだろうか。「もしもし、○○です」と言っているとすると、それはマナー違反だ。電話を受けるときには「もしもし、○○です」ではなく、「はい、○○です」が正解だ。

「もしもし」と言ってはいけない理由は幾つかある。まず、「もしもし」は、聞こえないときだけに使う言葉だといわれている。携帯電話の電波状況が悪くて、相手の声が途切れてしまった場合などに「もしもーし」と使う。

また、「もしもし」は、もともと「申し上げます」の短縮言葉であり、オフィシャルな場では短縮語を使うべきではないという説もある。今でいえば「ありがとうございます」の代わりに「あざっす」と言っているようなもの。いずれにしても、社会人になったからには、「もしもし」は封印し、「はい、○○です」と言おう。その際には、明るく元気な声で応答したい。暗い声で「はい、もしもし」と出たところ、エラい先生からの電話で、悪い印象を与えてしまった……なんてことのないように。また、できるだけ早く出ることも大切だ。しばらく鳴ってから取った場合には「お待たせしました」の一言が自然に言えるとカッコいい。

表1 電話のマナー

「もしもし、○○です」ではなく、**「はい、○○です」**と答える。 3コール以上出られなかったときには、出たときに「お待たせしました」の一言を。 こもった声は聞こえにくい。誰からの電話にも明るく元気にハキハキと。	
電話を かけたときの 挨拶の例	**・いつもお世話になっております。** **・お忙しいところ恐れ入ります。** **・遅い時間に失礼いたします。** **・お休みのところ申し訳ありません。**
相手が 不在のときの 対応	**・こちらからかけ直します** こちら都合の用件で緊急性がない場合には、原則、かけ直す **・伝言をお願いできますか** 簡単な連絡であれば伝言で済むことも **・折り返しお電話いただけますか** 緊急度や重要度が高いものには折り返し電話をお願いする

不在のときには原則、かけ直す

こちらからかけた場合には、「○○病院の研修医の○○と申します」と名乗った後に、「いつもお世話になっております」「お忙しいところ恐れ入ります」といった挨拶をするのが作法。その後に、「○○科の○○先生お願いいたします」と、相手を呼び出す。相手が不在の場合には、時間をおいてこちらからかけ直すのが原則だ。用件にもよるが、特に初めて電話した相手には、折り返しの電話をもらうのは失礼と考えた方がよい。

先輩医師から一言

電話の返事は、時間の無駄を省くため、「はい、○○です」と言うようにしている。
（60歳代開業医、一般内科）

「もしもし」は相手が黙ったときにしか発してはいけない。
（60歳代病院勤務医、消化器外科）

068

文書のお作法①

お作法ランク A

診断書に手心を加えてはいけない

日常診療の場で、患者やその家族から、診断書に記載する内容について、病名や症状、発症時期などの面で“リクエスト”が出てくることがある。そんな場合、嘘にならない範囲なら、ある程度便宜を図ることは許容される。しかし、事実と異なる記載をすることは、医師法違反となることを肝に銘じておこう。

例えば、癌を忌む風土がある地域で、死亡診断書に癌と書かないよう頼まれ「悪性腫瘍」と記載する場合は、嘘にはならない。一方で、発症時期や重症度などを事実と異なる形で書くのは虚偽記載となる。

医師が故意に虚偽の診断書を作成した場合、それが公的機関に提出するものであれば虚偽診断書作成罪（刑法160条）、公務員の医師の場合は虚偽公文書作成罪（刑法156条）が成立し得る。

詐欺罪の共犯、ほう助に問われる恐れも

刑法の罪に問われなくても、その患者との間で何らかのトラブルが発生した際に、思わぬ形で跳ね返ってくることがある。

例えば、手術後に後遺障害が残った場合、負い目もあって、つい患者の求めに応じて実際の病状より重い内容を診断書に記載したといったケース。その患者が、医師の過失により障害が生じたとして訴訟を提起し損害賠償を請求してきた場合、患者側の請求額は、診断書に記載された重症度に基づくものとなってしまう。実際の症状はそこまで重くはなかったのに、診断書に手心を加えたばかりに請求額が高くなってしまったということが起こり得る。

生命保険会社との間でトラブルになることもある。大阪地裁堺支部2002年

4月26日判決では、虚偽記載の事実が認定されて医師側が敗訴し、損害賠償を命じられている。

この事例では、「四肢をほとんど動かせない」と訴える患者が診断書の交付を求めて病院を受診。医師は詐病と思いつつも、介護が必要である旨を記載した障害診断書を作成した。この診断書に基づき、患者に多額の生命保険金が支払われたが、後に患者の病状が虚偽であることが判明。生命保険会社は患者、医師それぞれを相手取った裁判を起こし、裁判所は医師の行為は不法行為に当たるとして損害賠償金5000万円の支払いを命じた。

こうしたケースでは、診断書を作成した医師が詐欺罪（刑法246条）の共犯、ほう助に問われる可能性もある。弁護士・医師の水澤亜紀子（新伝馬法律事務所）は、「『少し変えるくらいなら』と軽く考えていると、想像以上に大きな問題になり得る」と強調する。

なお、患者が語った真偽不明な情報に基づく診断書作成も、結果的に事実と異なる記載となり、トラブルに発展する恐れがあるので要注意だ。例えば、外傷で受診した患者が医師に対し「○月○日に、○○から殴打されて受傷した」と伝えた場合、傷が殴打によるものか、推測される受傷時期はいつかといった、医学的に合理的に推測可能な事柄は記載してもよいが、受傷の日付や殴打した人物など、所見から確認できない情報は診断書に記載すべきではない。仮に記載するとしても、「患者によれば～とのことである」と記すなど、何をもってそう記載したかが分かるような配慮が必要だ。

●参考資料

日経メディカル Online：特集◎これってコンプライアンス違反？《7》診断書作成『良かれと思って書いた診断書が元で窮地に』（2019/01/10）

先輩医師から一言

診断書には、その時点で正しいと判断したことを記すべき。患者や他の医師などの要求による虚偽内容を入れてはならない。
（50歳代病院勤務医、精神科）

診断書は公式文書なので、患者の希望で手心を加えた場合、お縄になる可能性がありますのでご注意を。
（50歳代診療所勤務医、整形外科）

民間保険会社からの照会には安易に答えない

提案者 **小川 敏治**氏（公益社団法人日本医業経営コンサルタント協会 総務委員）

患者情報を第三者に提供してはならないという原則を理解していれば、民間保険会社などから患者の治療結果などに関する照会があった際、安易に患者情報を提供してはいけないことは容易に判断できる。

しかし、民間保険会社などが患者本人から取得した「同意書」を提示した場合は、どうなのか。本人の同意が得られていると判断して、回答してもよいのだろうか。

個人データの第三者提供に関しては、個人データを保有し、第三者提供を行う個人情報取扱事業者である医療機関が、本人の同意を得る必要がある。民間保険会社が本人の同意書があるといって照会してきたとしても、その同意書は民間保険会社が得た同意書であるため、同意書の内容について、医療機関が本人の意思を改めて確認する必要がある。

これは、本人が、同意書に署名する時点で提供してよいと考えていたとしても、その後、考えが変わっている場合もあり得るからだ。

民間保険会社から照会があり、個人情報を提供する際には、いつからいつまでの時期の情報を提供するのか、診療録の要約などを作成するのか、検査結果のデータも提供するのかなど、提供する個人データの範囲や、どのような形態で提供するかなどについて具体的に患者本人に説明し、意思を確認する必要があると考えられる。

では、警察や検察などの捜査機関からの問い合わせの場合はどうだろうか。捜査機関からの問い合わせについては、刑事訴訟法第197条第２項に基づく照会（同法第507条に基づく照会も同様）であり、報告すべき義務を課すものと解される。捜査機関が行う任意捜査については、協力は任意であるものの、法令上の具体的な根拠に基づいて行われるものであり、いずれも第三者提供の制限の例外である「法令に基づく場合」に該当すると解されている。

警察からの電話での照会はどうする?

ただし電話による照会の場合は、電話の相手が本当に警察官かどうかの確認が取れず、記録も残らない。「公文書での照会があれば、お答えします」と言って、公文書による照会を求めるようにするのがよい。

さらに、報道機関や地方公共団体などから身元不明の患者に関する問い合わせがあった場合、家族らがより早く患者を探し当てることが可能になると判断できる場合には、第三者提供の制限の例外である「人の生命、身体または財産の保護のために必要がある場合であって、本人の同意を得ることが困難であるとき」に該当し、存否確認に必要な範囲で、意識不明である患者の同意を得ることなく患者の情報を提供することが可能と考えられる。

具体的な対応については、個々の事例に応じて医療機関が判断する必要があるため、現場判断は避け、上司に相談するようにしたい。

●参考資料

1） 厚生労働省 :「医療・介護関係事業者における個人情報の適切な取扱いのためのガイダンス」（2017年）

2） 厚生労働省 :「医療・介護関係事業者における個人情報の適切な取扱いのためのガイダンス」に関するQ&A（事例集）（2017年）

3） 日経メディカル Online : 特集◎これってコンプライアンス違反？《5》 個人情報保護「知らなかった」では済まない患者情報の扱い方（2018/12/27）

先輩医師から一言

民間保険会社からの照会には安易に答えない。特に電話での照会には対応しない。
（50歳代開業医、消化器外科）

保険会社は都合のいいことを医師に証明させようとしてくるので注意が必要です。
（50歳代病院勤務医、救急科）

侍史、机下を上手に使う

医師の仕事では、紹介状を出すなど文書でのやりとりが、案外多い。そうしたときに知っておきたい、医師ならではの宛名の作法がある。

それは、「机下（きか）」「侍史（じし）」といった言葉を、宛名の脇付として付けることだ。「御侍史（おんじし、ごじし）」「御机下（おんきか、ごきか）」と書かれることも多い。

脇付とは、宛名の脇に添えて敬意を表するもの。「侍史」は、秘書やお付きの人のことであり、「身分の高い人に直接手紙を出すのは失礼なので、秘書やお付きの方にお渡しする」という意味合いがある。

また、「机下」は「直接お渡しするのは畏れ多いので、机の下に置いておきます」という意味だという。どちらもほとんど同じような意味合いで使われ、使い分けはなさそうだが、意味合いからすると秘書がいる場合には「侍史」を使うというのが理にかなっているかもしれない。

ひと昔前までは、目上の人に対して「机下」「侍史」といった脇付は礼儀だったが、現在、これらの脇付が使われるのは、医師や教師あての手紙くらいのようだ。「より丁寧な雰囲気になるから」と、誰彼かまわず使うと少し恥ずかしいことになる。場面をわきまえた使い方を心得ておこう。

先輩医師から一言

以前、「○○先生御中」と書いていた研修医がいました。
（60歳代開業医、産科・婦人科）

侍史、机下という言葉は本来正しくないらしい。○○先生でよいと言われたことがある。
（50歳代病院勤務医、リウマチ科）

●縦書きの宛名の書き方

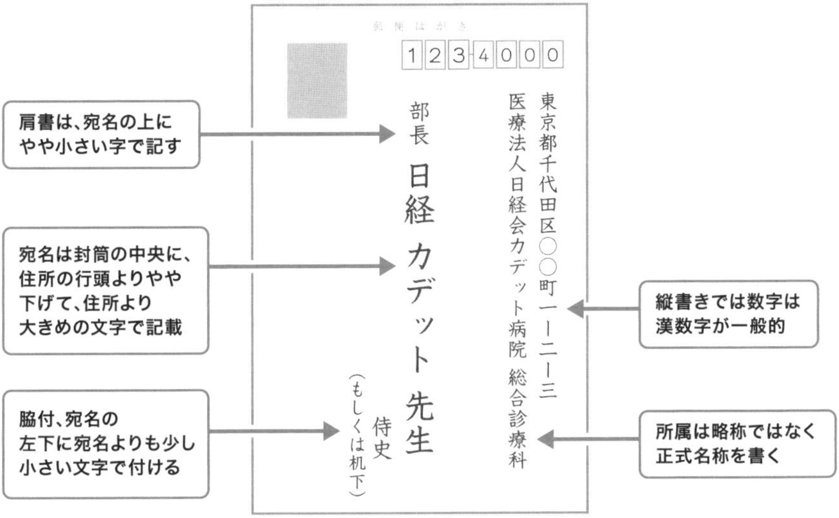

●横書きの宛名の書き方

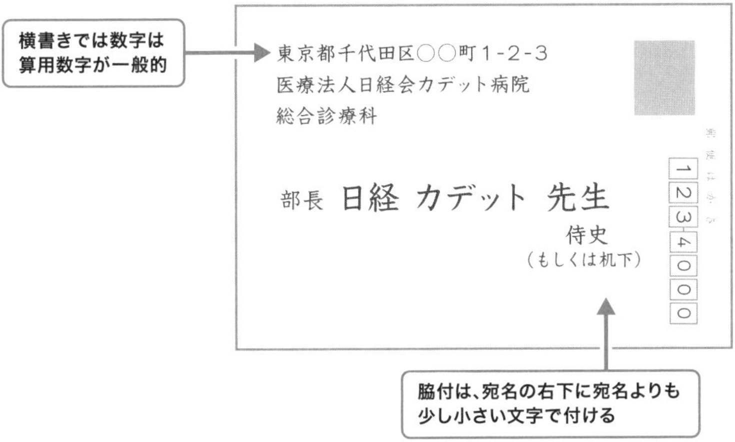

●参考資料

1） 井上明美、『パーフェクトマニュアル 最新 手紙・メールのマナーQ&A辞典』（小学館、2013年）

2）『医者のひみつ　日経メディカルCadetto愛蔵版』（日経BP、2015年）

071

文書のお作法④

お作法ランク C

診断書をカルテ情報だけで書いてはいけない

診断書作成のお作法として知っておきたいのは「無診察作成」をしてはならないということだ。医師法20条では、「医師は自ら診察せずに治療や診断書の交付などを行ってはならない」と規定している 表1 。

よくあるのが、他の医師が診ていた患者から診断書の交付を求められ、カルテを見ながら診断書を書いてしまうケースだ。特に、その医師がすでに退職していたり異動となったりしている場合、代わりに誰かが対応するしかない。その際に、「診察せずに元の主治医が残したカルテの情報だけで診断書を書くと、医師法違反になる」と弁護士の桑原博道氏（仁邦法律事務所）は指摘する。

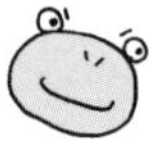

医師法違反だ！ 内容を書き直せ！？

こうした無診察作成は、患者との間で何らかのトラブルが発生した際に問題が表面化することがある。例えば、前の主治医の代わりにカルテ情報から診断書を書いたが、患者がその内容を気に入らなかったとする。そうしたときに、自

表1 診察せずに診断書の交付を行ってはならない根拠法令

医師法20条

医師は、自ら診察しないで治療をし、若しくは診断書若しくは処方せんを交付し、自ら出産に立ち会わないで出生証明書若しくは死産証書を交付し、又は自ら検案をしないで検案書を交付してはならない。但し、診療中の患者が受診後24時間以内に死亡した場合に交付する死亡診断書については、この限りでない。

分の意に沿う内容に書き直してもらうために、「診察せずに診断書を書いたのだから医師法に違反している。書き直してほしい」と医師法20条を持ち出して要求してくることがあるという。

「法律違反」と言われると、そこを弱みに感じてついつい手心を加えそうになってしまうが、それもご法度。事実と異なる形での修正は法律違反になる場合がある（お作法068参照）。こうしたトラブルに巻き込まれてしまったら、改めて一から診察して、その結果に基づく診断書を作成するしか方法はない。

こんな事態に陥らないためにも、患者から診断書の作成を求められた場合は、原則、自分で直接診察した上で、診断書を作成することを徹底したい。それができないケースでは、「診断書」ではなく「意見書」の体裁を取るようにしよう。

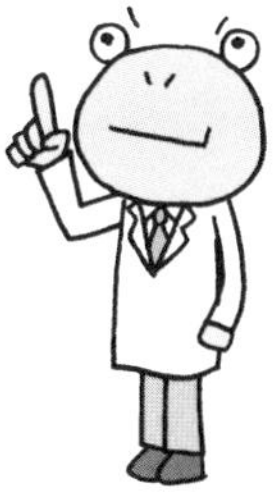

●参考資料

日経メディカル Online：特集◎これってコンプライアンス違反？《7》診断書作成（2019/01/10）

先輩医師から一言

診断書は客観的な所見を記載すべき。
（50歳代病院勤務医、消化器内科）

診察していない患者から診断書を求められたら、すぐに指導医や上級医に相談すべき。
（50歳代病院勤務医、一般内科）

文書は「拝啓」と時候の挨拶から始める

他医療機関の医師に紹介状を送ったり、セミナーの講師をお願いする際の依頼書など、文書の送付が必要となることがある。一般にビジネス文書は形式が決まっている。その形式に沿って作成するだけで、きちんとした文書になるという、非常に便利なものだ。ビジネス文書の形式に則った書き方を知っておき、いざというときに使えるようにしておこう。

文書の初めには、拝啓や謹啓といった「頭語」を入れる。頭語は、文章の最後に入れる敬具などの「結語」と対になっている。つまり「拝啓」で始めれば「敬具」で、「謹啓」なら「敬白」で結ぶといった具合だ。前略は、目上の人に出す場合やフォーマルな場面では使わない。

頭語の次は時候の挨拶だ。1月なら「初春の候」「寒冷の候」、2月は「晩冬の候」「梅花の候」など、月ごとにある程度の定形文言がある。さらに「ますますご健勝のこととお慶び申し上げます」といった前文、「平素は格別のご高配を賜り、誠にありがとうございます」などの感謝の言葉を入れる。この後、本文を書く。

用件を書いた後は、「取り急ぎ、書中をもってご挨拶申し上げます」などの末文を記載して、結語で終わらせる。

会の案内など、本文中に記載するよりも箇条書きにした方が分かりやすい場合には、別記する。その場合には、結語の後に「記」を入れて記載し、「以上」で締めるのが作法だ。

図　ビジネス文書の書き方の一例

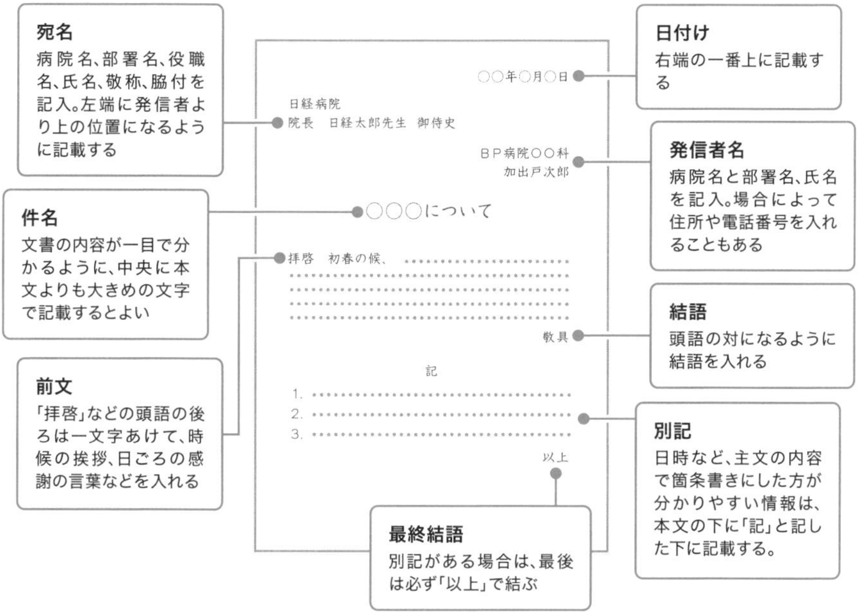

●頭語と結語の例

	頭語	結語
一般的なもの	拝啓	敬具
より丁寧なもの	謹啓	敬白
前文省略する場合	前略	草々

●文例

前文の例
- ますますご健勝のこととお慶び申し上げます。
- 貴会ますますご発展のこととお慶び申し上げます。

感謝の文の例
- 平素は格別のご高配を賜り、厚く御礼申し上げます。
- 日頃は格別のお引き立てをいただき、ありがたく御礼申し上げます。

末文の例
- 取り急ぎ、書中をもってご挨拶申し上げます。
- ご多忙とは存じますが、ご返事を賜りたく存じます。

●参考資料

1）金森たかこ，西出ひろ子、『入社1年目ビジネスマナーの教科書』（プレジデント社、2017年）

2）石川和男、『仕事の超基本』（朝日新聞出版、2019年）

073

処方のお作法①

お作法ランク A

「この薬だけは自費で」に応じてはいけない

「あなたの病気にこの薬は適応外なので、処方できない」と患者に伝えたところ、「それなら、この薬だけは自費で払うので出してほしい」と言われたら。

本人が全額支払うのであればいいのではないかと考えてしまうかもしれないが、そうはいかない。保険で認められている医療と認められていない医療を併用することは「混合診療」と呼ばれ、原則として認められていないからだ。保険で認められていない医療を行う場合には、医療費の全額が自己負担となる。つまり、薬だけでなく、診察や検査、他の薬も含めて、診療にかかった全てが自費、いわゆる自由診療となる。

なぜ、混合診療がいけないのか。その理由として厚生労働省は、本来、国民皆保険下では一定の自己負担額で必要な医療が提供されるべきであり、患者に対して保険外の負担を求めることが一般化することで、患者負担が不当に拡大する恐れがあるから、と説明している。

また、安全性、有効性などが確認されていない医療が保険診療と併せて実施されてしまい、科学的根拠のない特殊な医療の実施を助長する恐れがあることも、混合診療を原則禁止とする理由の1つだ。

ただし、例外がある。厚生労働大臣の定める「評価療養」「患者申出療養」「選定療養」については、保険で認められている医療との併用が認められている 表1 表2 。その場合、通常の診療部分は保険給付の対象となり、保険が認められていない医療部分については、患者が全額自己負担することになる。

表1 保険外併用療養費について

基礎的部分（入院基本料相当）を保険外併用療養費として医療保険で給付

＋

上乗せ部分（差額ベッド料）は患者から料金徴収（自由料金）

保険外併用療養費においては、患者から料金徴収する際の要件（料金の掲示等）を明確に定めている。

表2 保険診療との併用が認められている療養

評価療養	医薬品、医療機器、再生医療等製品の治験に係る診療 薬事法承認後で保険収載前の医薬品、医療機器、再生医療等製品の使用 薬価基準収載医薬品の適応外使用 （用法・用量・効能・効果の一部変更の承認申請がなされたもの） 保険適用医療機器、再生医療等製品の適応外使用 （使用目的・効能・効果等の一部変更の承認申請がなされたもの）
患者申出療養	高度な医療技術を用いた療養
選定療養	特別の療養環境（差額ベッド） 歯科の金合金等 金属床総義歯 予約診療 時間外診療 大病院の初診 小児う触の指導管理 大病院の再診 180日以上の入院 制限回数を超える医療行為

●参考資料

厚生労働省：保険診療と保険外診療の併用について
（https://www.mhlw.go.jp/topics/bukyoku/isei/sensiniryo/heiyou.html）

先輩医師から一言

保険診療の基本だが、大学では習わないし、国試にも出ないからね。
（50歳代開業医、眼科）

混合診療はNGで、すべての診療が自費になることを多くの患者さんは知らない。色々もめることにもなるので、やらない方がいい。
（50歳代病院勤務医、皮膚科）

074

お作法ランク A

高齢者へのNSAIDs漫然投与に気を付ける

提案者 **北 和也**氏（やわらぎクリニック［奈良県生駒郡］副院長）

非ステロイド抗炎症薬（NSAIDs）を漫然と内服していて腎機能が低下してしまった患者に出会うことは、決してまれではない。透析導入に至ったケースも目の当たりにする。例えば、高血圧が悪化して内科で降圧薬が追加処方されたものの、そもそもの原因が、実は整形外科で処方されていたNSAIDsだった、というケースがこれに当たる。

このように、薬剤の副作用に対し別の薬剤で解決しようとすることを、処方カスケード（prescribing cascade）と呼ぶ。この例で言えば、腰痛に対してNSAIDsを処方した医師と、NSAIDsによって生じた高血圧を改善しようとして降圧薬を処方した医師が別であり、各々の処方医がカスケードに気付いていなかったり、気付いていてもお互いに指摘しにくかったりする。処方医が増える（複数科を受診する）ことで薬物有害事象のリスクが3割増えるという報告[1)]もあり、一層注意が必要である。

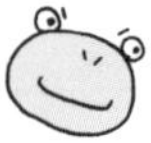

アセトアミノフェンでよいのでは？

NSAIDsは高血圧を悪化させるほか、体液貯留を引き起こして浮腫を生じさせることがある。この浮腫に対して利尿薬を処方するという処方カスケードも非常によく見られる。

NSAIDsにより引き起こされた高血圧や浮腫に対してARBまたはACE阻害薬や利尿薬を処方すると、どのようなリスクが生じるのだろうか。英国のコホート内症例対照研究[2]によると、NSAIDs、利尿薬、ACE阻害薬またはARBの3剤を併用することで、急性腎障害（AKI）の発症リスクが上昇した。30日以内の発生率は1.82倍（95％信頼区間1.35-2.46）、31〜60日は1.63倍（同1.24-2.15）、61〜90日は1.56倍（同1.24-1.97）、91日以降は1.01倍（同0.84-1.23）だった。

複数科の受診により、この3剤が併用されるケースはとても多い。疼痛発症時に、長期のNSAIDsを処方することは避けたい。上記研究では、91日以上にわたって3剤併用されていて、特に腎機能障害を認めていない場合のリスクは高くなかった。焦らずゆっくり丁寧に減処方すればよい。なお、腎機能低下例や高齢者ではAKIのリスクが高くなるため[3]、より注意が必要である。

最近は高血圧に対してARBが処方されているケースが非常に多い。また、たとえ利尿薬を使用していなくても、高齢者の緊急入院時には脱水を伴っている場合が多い。入院時指示のデフォルトが「発熱時 NSAIDs内服・注射」などとなっていることもある。本来はアセトアミノフェンでよいはずである。よって、上記3剤を併用していない場合にも、注意が必要である。

慢性腎臓病（CKD）に対するNSAIDsの投与に関して、Choosing Wiselyでは以下の推奨が示されている[4]。

「高血圧、心不全、糖尿病を含むあらゆる原因のCKDに対して、NSAIDsは避けるべきである」

●参考資料

1） Green JL et al., Am J Geriatr Pharmacother. 2007;5:31-9.

2） Lapi F et al., BMJ. 2013;346:e8525.

3） Dreischulte T et al., Kidney Int. 2015;88:396-403.

4） Vassalotti JA et al., Am J Med.2016;129:153-62.e7.

5） 日経メディカル Online:Choosing Wiselyを読み解く◎危険がいっぱい！NSAIDsの漫然投与（2018/12/07）

先輩医師から一言

高齢者のNSAIDs投与は腎機能障害や心不全の危険性があるので控えています。
（60歳代病院勤務医、一般内科）

NSAIDsに限らず、高齢者は薬剤の副作用が出やすいということは肝に銘じるべきでしょう。
（50歳代病院勤務医、一般内科）

075

処方のお作法③

お作法ランク A

添付文書にある「効能・効果」以外の疾患には使えない

自費診療でない限り、薬剤については、厚生労働大臣が承認した事項、すなわち添付文書に記載された効能・効果、用法・用量などに従って処方する必要がある。これらを逸脱する、いわゆる「適応外使用」は、一部を除いては認められていない。例えば、非ステロイド抗炎症薬（NSAIDs）を投与した患者に、NSAIDs潰瘍の一次予防を目的としてプロトンポンプ阻害薬（PPI）を併用するのはNGだ。一部のPPIは、消化性潰瘍の再発予防には適応があるが、一次予防に適応はない。審査支払機関で査定される可能性がある。

適応のない薬を処方するために、いわゆる「レセプト病名」を付けることがある。これは、保険請求の際に審査支払機関による査定を逃れるために、架空の傷病名（いわゆる「レセプト病名」）をレセプトに書くことを言う。NSAIDsを投与した患者にPPIを併用する例でいえば、胃潰瘍と診断していないにもかかわらず「胃潰瘍」と傷病名を付けるといった具合だ。これは、診断名を不実記載して保険請求したことになり、返戻の対象となるばかりか、悪質と見なされた場合には、不正請求と認定され処方医が処分される可能性もある。

●参考資料

厚生労働省：保険診療の理解のために 医科（令和元年度版）

先輩医師から一言

しばしば海外のガイドライン通りに出して保険を切られてしまうことがあります。
（30歳代病院勤務医、病理科）

医学的に妥当性があっても添付文書上、処方できないことは山ほどある。適応外使用した場合、合併症が起きたとき対応が大変。
（40歳代病院勤務医、乳腺外科）

076

処方のお作法④

お作法ランク B

副作用による健康被害を見たらPMDAに報告する

提案者 **成田 亜希子**氏（内科医）

医師には馴染みが少ないかもしれないが、厚生労働省所管の独立行政法人の一つに、PMDA（医薬品医療機器総合機構）という組織がある。1000人近い職員数を誇る大組織だ。新薬や新しい医療機器の承認審査をはじめ、薬や医療機器に関する様々な幅広い業務を担当しているのだが、PMDAが運営を任されている業務の一つに「安全性情報の収集」がある。

医師には副作用を報告する義務がある

どんなに優れた薬剤でも、薬である以上、少なからぬ副作用がある。OTCの総合感冒薬であれ、一般的に副作用が強いと認識されている抗癌剤であれ、副作用の発現を「ゼロ」にすることは不可能であり、薬を使う場合には副作用があることを前提にするしかない。医療機器もしかり。

医師は、医薬品や医療機器の副作用（不具合）に遭遇したら、そのことを報告する義務がある。報告先は厚生労働大臣と定められているが、PMDAを窓口にして報告できる。副作用報告は法律上の義務ではあるものの、医師や薬剤師が副作用を報告しなかったことに対する罰則までは規定されていない。もっともこの報告は、副作用被害の拡大を最小限に抑えることが目的であり、医師も積極的に報告するようにすべきだろう。特に新薬に関しては、臨床試験で明らかにならなかった重篤な副作用が、この報告制度で発売直後に明らかになったケースも報告されている。

医薬品、医療機器等の品質、有効性及び
安全性の確保等に関する法律（薬機法）の抜粋

第68条の10（副作用等の報告）

医薬品、医薬部外品、化粧品、医療機器若しくは再生医療等製品の製造販売業者又は外国特例承認取得者は、その製造販売をし、又は第十九条の二、第二十三条の二の十七若しくは第二十三条の三十七の承認を受けた医薬品、医薬部外品、化粧品、医療機器又は再生医療等製品について、当該品目の副作用その他の事由によるものと疑われる疾病、障害又は死亡の発生、当該品目の使用によるものと疑われる感染症の発生その他の医薬品、医薬部外品、化粧品、医療機器又は再生医療等製品の有効性及び安全性に関する事項で厚生労働省令で定めるものを知つたときは、その旨を厚生労働省令で定めるところにより厚生労働大臣に報告しなければならない。

2　薬局開設者、病院、診療所若しくは飼育動物診療施設の開設者又は医師、歯科医師、薬剤師、登録販売者、獣医師その他の医薬関係者は、医薬品、医療機器又は再生医療等製品について、当該品目の副作用その他の事由によるものと疑われる疾病、障害若しくは死亡の発生又は当該品目の使用によるものと疑われる感染症の発生に関する事項を知つた場合において、保健衛生上の危害の発生又は拡大を防止するため必要があると認めるときは、その旨を厚生労働大臣に報告しなければならない。

3　機構は、独立行政法人医薬品医療機器総合機構法（平成十四年法律第百九十二号）第十五条第一項第一号イに規定する副作用救済給付又は同項第二号イに規定する感染救済給付の請求のあつた者に係る疾病、障害及び死亡に係る情報の整理又は当該疾病、障害及び死亡に関する調査を行い、厚生労働省令で定めるところにより、その結果を厚生労働大臣に報告しなければならない。

厚生労働省が認可した薬剤を、適正な用途・用量・用法で使用したにもかかわらず健康被害を被った場合に、患者が副作用にかかる治療費を受け取ることができる「医薬品副作用被害救済制度」もある。日常生活に著しい支障を来すような後遺症が残ったときは、障害年金などを受け取ることもできる。万が一死に至った場合は、残された家族に年金が給付される。

救済制度の利用申請は、患者やその家族が行うこととなっているが、その申請には医師や薬剤師の協力が不可欠だ。日本医師会の医薬品副作用被害救済制度を解説したウェブページ[2]にも、「給付を請求する者が、発現した症状及び経過と、それが医薬品を使用したことによるものだという関係性を証明しなければならない。その際には、原因として疑われる医薬品を処方した医師や副作用の治療を担当した医師の協力が不可欠となっている」という記載がある。

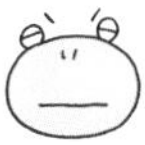

適応外使用だと副作用救済制度が使えない

ただし注意したいのは、厚生労働省が認可した薬剤であっても、適応が異なると副作用救済制度が利用できなくなることだ（本書、お作法75参照）。

筆者は以前、前立腺肥大症の治療のためにザルティア錠5mgが処方された患者が、実際は一度に4錠内服し、ED治療薬として使用していたという事例を経験した。確かにED治療薬のシアリスは、ザルティアと同じ成分（一般名タダラフィル）で、1回量は4倍の20mg。同じ20mgで換算すると、全額自費負担のシアリスに比べ、保険適用のあるザルティアの自己負担額は圧倒的に安い。「安い値段でEDを改善したい」という患者の気持ちは理解できるが、これはまさに保険上のルール違反に相当する「適応外使用」であり、万が一副作用が出て治療が必要になったら、医薬品副作用被害救済制度を利用できない。

医師は、医薬品の副作用に遭遇した場合にPMDAに報告する義務を負うと同時に、患者が医薬品副作用被害救済制度を利用する場合の援助役として機能する必要がある。医師は、副作用およびPMDAと切っても切れない深い関係にあることを覚えておきたい。

●参考資料

1）PMDA：医薬品医療機器法に基づく副作用・感染症・不具合報告（医療関係者向け）（https://www.pmda.go.jp/safety/reports/hcp/pmd-act/0003.html）

2）日本医師会：医の倫理の基礎知識 2018年版 【医師と社会】G－6．医薬品副作用被害救済制度（https://www.med.or.jp/doctor/rinri/i_rinri/g06.html）

077

処方のお作法⑤

お作法ランク
B

子どものかぜへの鎮咳薬は避ける

提案者 **千田 晋太郎**氏
(Choosing Wisely Japan Student Committee)

子どもの発熱や咳、鼻汁などの感冒症状……。その多くはウイルス性であり、数日たてば自然と軽快する。しかし、臨床ではしばしば「軽度な」子どもの感冒症状に対して医学的な介入を求める親に遭遇する。

「少しでも熱が下がれば」「少しでも咳が治まれば」という、わが子を思う親の気持ちは理解できるが、医師として親の希望通り、子どもに解熱薬や鎮咳薬を処方することは正しいのだろうか。

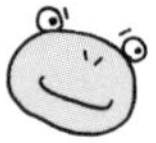

鎮咳薬コデインは12歳未満の小児には禁忌

2006年、米国小児科学会誌に投稿された論文では、「4歳未満の小児の呼吸器感染症に対しては鎮咳薬や総合感冒薬を使用すべきではない」と結論付けられている[1)]。理由は色々とあるが、まず大前提として、気管支喘息などの慢性疾患がない子どもの急性上気道感染による呼吸器症状は軽度で、特別な治療をしなくても自然に回復することが挙げられる。また、一般的に広く使用される鎮咳薬、抗ヒスタミン薬、去痰薬は子どもに対し、プラセボと同等の効果しかないことも分かっている。さらに、これらの薬剤に含まれる成分の副作用により、何らかの後遺症が残ったり、最悪死に至ったりするケースも報告されている。こうしたことから、子どもの感冒症状に対して鎮咳薬などを安易に処方すべきでないというのは、多くの医師が首肯できる見解だろう。

2008年にはFDA（米食品医薬品局）が、「2歳以下の子どもに対してOTCの鎮咳薬や総合感冒薬の使用を避けるべき」との勧告を出した。それを受けて日本でも、OTCのかぜ薬（内用）、鎮咳去痰薬（内用）および鼻炎用内服薬について、添付文書の使用上の注意に「2歳未満の乳幼児には、医師の診療を受けさせることを優先し、やむを得ない場合にのみ服用させること」との記載が追加された。

さらには、一部の鎮咳薬に含まれるコデインについて、米国などで呼吸抑制などの副作用の危険性から12歳未満の小児への投与を禁忌とする措置が取られ、日本でも周知のための猶予期間を経て、2019年から「使用上の注意」が改訂されている。過去の情報が掲載されている文書やサイトが残っている可能性もあるので、特に注意して情報提供をすべきである。

日本の保護者を対象にした調査によると、子どもの発熱に対する主な情報源として「医師や看護師の説明」と答えた人の割合が92％に上り、米国での先行研究に比べて著しく高かったことが報告されている[2)]。この結果から、特に日本では、医療従事者の説明が親に与える影響力は極めて大きいと考えられる。

医療従事者は、「また、ただのかぜか」とうんざりしておざなりに対応するのではなく、かぜをひいた子どもを持つ親の不安を和らげ、その後の過剰な医療機関受診や市販薬の使用を防ぐためにも、しっかりと説明して納得してもらうことが大切だろう。

●参考資料

1） Carr BC. Efficacy, abuse, and toxicity of over-the-counter cough and cold medicines in the pediatric population. Curr Opin Pediatr. 2006 Apr;18(2):184-8.

2） Sakai R, et al. Does fever phobia cross borders? The case of Japan.Pediatr Int. 2012;54:39-44.

3） 日経メディカル Online：Choosing Wiselyを読み解く　子どものかぜへの鎮咳薬、なぜ避けるべき？（2019/11/05）

先輩医師から一言

咳は気道の発赤や喀痰排出のための生体反応なので、薬はまず要らない。
（60歳代診療所勤務医、小児科）

鎮咳薬が効果があると思えないので、成人小児問わず処方しないようにしている。
（30歳代病院勤務医、耳鼻咽喉科）

小児の急性中耳炎にルーチンで抗菌薬投与をしない

提案者 **有吉 平**氏（山口大学大学院医学系研究科小児科学講座）

小児の急性中耳炎は頻度の高い疾患であり、小児科医や耳鼻科医以外でも救急外来などで遭遇することもあるだろう。

小児の耳管は成人よりも太く、短く、さらに水平に近い構造をしており、鼻咽腔内の細菌が中耳内に入り込みやすいため、急性の細菌性中耳炎を発症しやすい。日本では、生後半年までに半数、1歳までに8割、2歳までに9割ほどの小児が急性中耳炎を経験する。しかも、月齢が低いほど重症化しやすく、髄膜炎や内耳炎などの合併症を引き起こすことがある。また、小児の急性中耳炎はしばしば遷延化し、滲出性中耳炎や慢性中耳炎に移行する。これらの中耳炎は難聴を引き起こすことが多く、言語や情緒の発達に影響することもある。

小児の急性中耳炎と言えば、こうしたネガティブな情報が先行し、経口抗菌薬の投与で速やかな治癒を目指す医師も多いだろう。確かに、小児の急性中耳炎と言えば「即抗菌薬で治療！」と考えられていた時代もあった。しかし、日本では先進諸国に比べて抗菌薬の使用量が多く、薬剤耐性菌の発生率が高いことが大きな問題となっている。抗菌薬の適正使用に留意することは、公衆衛生の観点からも医師に課せられた使命だと言えるだろう。

小児の重症感のない急性中耳炎に対して、欧米では一般に抗菌薬は使用しない。日本小児科学会による「小児急性中耳炎診療ガイドライン2018年版」においても、軽症例に対しては診断後3日間は経過観察をすることが推奨されている。同ガイドラインでは、表1のように鼓膜所見と臨床症状でスコアリングし、重症度を判定する。合計点数が、5点以下は軽症、6〜11点は中等症、12点以上は重症となる。

表1　重症度スコア
（「小児急性中耳炎診療ガイドライン2018年版」p.37を改変引用）

点数	0	1	2	3	4	8
耳痛	なし	あり	持続性			
発熱	37.5℃ 未満	37.5～ 38.5℃未満	38.5℃ 以上			
啼泣・ 不機嫌	なし	あり				
鼓膜発赤	なし		ツチ骨柄、 鼓膜の一部		鼓膜全体	
鼓膜膨隆	なし				部分的	全体
耳漏	なし				あり（鼓膜の 観察は可能）	あり（鼓膜の 観察は不可）
年齢				24カ月 未満		

中には、中耳炎に抗菌薬を使わないことに抵抗を覚える医師もいるかもしれない。しかし、抗菌薬を軽症の段階で早期投与しても、症状の緩和や治癒率にわずかな影響があるだけで、副作用や耐性菌出現といったデメリットを引き起こしかねない。発症48～72時間は注意深く経過観察し、症状が進行して抗菌薬の投与を行わざるを得なくなった場合のみ早急に投与を開始すれば、患児に不利益を与えることはないとされている。

●参考資料

1）Lieberthal AS, et al. The Diagnosis and Management of Acute Otitis Media. Pediatrics. 2013; 131: e964-99.

2）日経メディカル Online：Choosing Wiselyを読み解く　小児の急性中耳炎に抗菌薬を出しますか？（2019/10/03）

先輩医師から一言

小児中耳炎にピボキシル基を持つ抗菌薬が処方され、低カルニチン血症と低血糖が起こり、後遺症に至る事例があった。（60歳代病院勤務医、小児科）

多くは抗菌薬の投与なしで自然治癒する。（60歳代開業医、小児科）

079

お作法ランク C

院外処方箋の「変更不可」欄を不用意にチェックしない

現在の処方箋のフォーマットには、薬剤名を記すスペースの左側に「変更不可」と書かれた欄が設けられている。通常、商品名で処方した薬は、薬局で同一成分の後発医薬品などに変更されることがあるが、この欄にチェックを入れておくと変更されることはない。先発品を必ず使ってほしい場合や、後発品であっても特定の銘柄にこだわる場合には、その薬のところに「レ」か「×」を記し、「保険医署名」欄に署名または記名・押印する。

後発品の使用促進は国策

このような処方箋様式になったのは2011年。医療財政がひっ迫する中、限られた医療資源を有効活用し、国民医療を守り、医療保険制度を持続させるための施策の1つとして、後発医薬品の使用促進が示され、その一環としてこの処方箋様式が採用された。それ以前は、後発品に変更しても差し支えない場合のみチェックする方式であったが、これではなかなか後発品の使用が進まなかったことから、変更可能を基本とし、差し支えのある場合にのみチェックを入れる現在の様式に変更された。

保険医療機関及び保険医療養担当規則（療養担当規則）では、保険医が処方する際には、後発医薬品の使用を考慮することや、患者が後発品を選択しやすくするように努めることを求めている **表1** 。

2013年には、総務省から出された「医薬品等の普及・安全に関する行政評価・監視結果に基づく勧告」で、厚生労働省から医療機関に「後発医薬品への変更に差し支えがあると判断した場合を除き、後発医薬品への変更を不可とし

表1　療養担当規則における後発医薬品に関する条項

> **第20条第2号ニ（抜粋）**
> 投薬及び処方せんの交付を行うに当たっては後発医薬品の使用を考慮するとともに、患者に後発医薬品を選択する機会を提供すること等、患者が後発医薬品を選択しやすくするための対応に努めなければならない
>
> **第20条第4号ロ**
> 注射を行うに当たっては、後発医薬品の使用を考慮するよう努めなければならない

表2　生活保護法における後発医薬品給付に関する条項

> **第34条3項**
> 前項に規定する医療の給付のうち、医療を担当する医師または歯科医師が医学的知見に基づき後発医薬品を使用することができると認めたものについては、原則として、後発医薬品によりその給付を行うものとする。

ないこと」を周知徹底するよう、勧告している。

さらに生活保護法の改正によって、2018年10月からは、被保護者については後発品の給付が原則となった（生活保護法第34条第3項、表2）。

もちろん、これらは医師による医学的知見に基づいた変更不可を阻むものではない。しかし、後発品の使用促進は国策ともいえ、変更不可欄にチェックを入れるには、それなりの理由が必要と言えるだろう。

なお、厚生労働省では2013年4月に「後発医薬品のさらなる使用促進のためのロードマップ」を策定し取り組みを進めている。また、2015年6月の閣議決定で2018年度から2020年度末までの間のなるべく早い時期に、後発品の数量シェアを80％以上とするという目標を掲げている。

先輩医師から一言

院外処方でジェネリックを使うのは国策。
（60歳代診療所勤務医、小児科）

変更不可にしていると、薬局からの問い合わせがあり、外来中だと非常に面倒に感じる。
（30歳代病院勤務医、精神科）

080

カルテのお作法①

お作法ランク A

興味本位で担当患者以外のカルテを閲覧しない

芸能人が自分の所属する病院に入院してきた。テレビでも騒がれているし、気になってカルテをちょっと見てみた——。興味本位でのちょっとしたイタズラだが、これは患者の個人情報を預かる医療関係者として、倫理的に許されない行為であり、大きな問題に発展することもある。

実際、2018年に島根大学医学部附属病院で、殺人事件に巻き込まれた患者のカルテを職員が閲覧していたことが問題となり、同大学は不適切なカルテ閲覧として、その調査結果を公表している。それによると、「興味本位」を含む「業務外」の閲覧と申告した人は96人に上っており、同大学は学内規定に基づき厳正な処分を行うとした。

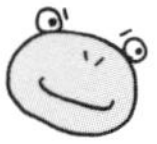

有名人や同僚のカルテを盗み見るのはご法度

日経メディカル Onlineが医師会員を対象に行った調査（病院勤務医の2876人を対象）では、「勤務先で診療・業務外のカルテ閲覧が問題になった」という経験のある医師は、24%も存在していた。ニュースになった有名人や同じ病院のスタッフが入院したときなどに不正カルテ閲覧が起こりやすい 表1 。

中には、電子カルテの画面に「『診療・業務外』の閲覧をしないよう注意喚起するメッセージが表示される」病院もあるようだが、診療・業務外のカルテ閲覧を禁じる規則が「ある」は42.8%にとどまっていた。

たとえ、明確なルールが示されていないとしても、自分が診療に関わっていない患者のカルテを興味本位で閲覧することは、倫理的に許されないことを肝に銘じておこう。

表1 アンケートの自由意見欄に寄せられた医師のコメント

- 病院長が入院したとき、カルテへのアクセスが増えたことがあった。業務に関係なく病院長のカルテを閲覧した者は、全員個別に呼び出され注意を受けたそうだ。（40歳代、小児科）
- 女性医師の検査データを勝手に閲覧していた男性医師がいた。カルテの画面を開いたままその場を離れたところ、その女性医師が通りかかって発覚した。（50歳代、脳神経内科）
- 以前勤めていた医師が、学会発表のために来院しカルテを閲覧している。問題はないのだろうか。（40歳代、脳神経内科）
- ニュースになるような事件の被害者が来院した場合など、興味本位でカルテを閲覧する職員がいて問題となった。対象患者のカルテにロックがかかるようになった。（40歳代、皮膚科）
- スタッフがカルテ内の個人情報（電話番号）を収集して問題となり、退職したことがあった。（40歳代、精神科）

なお直接、診療や業務に関係していないスタッフが、患者のカルテを閲覧することは、個人情報保護法による個人情報の目的外利用に問われる可能性もある。その場合は、個人情報を管理する立場にある病院が責任を負うことになる。個人情報保護法は、事業者である病院が責任主体となるからだ。

●参考資料

1） 日経メディカル Online：特集◎これってコンプライアンス違反？《5》個人情報保護　「知らなかった」では済まない患者情報の扱い方（2018/12/27）

2） 日経メディカル Online：特集◎これってコンプライアンス違反？《13》　不適切なカルテ閲覧の実態「女性医師のカルテを勝手に閲覧した男性医師」（2019/03/06）

先輩医師から一言

電子カルテで閲覧が容易になったので、興味本位で見ないことを心がけている。（50歳代病院勤務医、脳神経外科）

米国などでは解雇事由になることもある。（40歳代病院勤務医、脳神経内科）

電子カルテの場合、閲覧歴が残るため、興味本位のカルテ閲覧（例えば、自分が主治医でないのに、有名人のカルテなどを覗く）は、必ず糾弾されます。（40歳代診療所勤務医、皮膚科）

081

カルテのお作法②

お作法ランク
B

警察からのカルテ開示請求は断れる場合がある

患者以外の人からカルテの開示を求められたら、それが患者家族などの場合は、本人の同意を得ているか、本人による委任状を持っているかを確認するのが基本だ。家族だという自己申告を信じると、トラブルに巻き込まれる恐れがある（本書、お作法082参照）。

捜査令状なしなら法的な強制力はない

では、警察や検察、裁判所などからカルテの照会を依頼されたらどうしたらよいのだろうか。まず、裁判所からの捜査令状がある場合は、即時に対応する（刑事訴訟法218条、表1）。患者本人の同意は必要ない。

ただし、警察からの「捜査関係事項照会書」（刑事訴訟法197条の2）、裁判所からの「送付嘱託」（民事訴訟法226条）、弁護士会を通じて行われる照会（弁護士法23条2）については、いずれも任意の協力依頼にすぎない。報告義務はあるものの、法的な強制力や罰則などはない。この場合も、提供にあたって本人の同意は不要だ 表2 。

東京保険医協会は「医師には刑法で守秘義務が課されている。守秘義務を貫くか、協力すべきかは医師の判断」との立場だ。

開示する場合は書面でやりとりし、電話では答えないことが肝心だ（本書、お作法83参照）。なお、税務署からのカルテの照会についても強制力はなく、東京保険医協会は「断る」ことを勧めている。国税庁の税務調査であっても、カルテ開示には裁判所の令状が必要となる。

表1 裁判所からの捜査令状がある場合は即時に対応する必要がある

刑事訴訟法

第218条　検察官、検察事務官又は司法警察職員は、犯罪の捜査をするについて必要があるときは、裁判官の発する令状により、差押え、記録命令付差押え、捜索又は検証をすることができる。この場合において、身体の検査は、身体検査令状によらなければならない。

2　差し押さえるべき物が電子計算機であるときは、当該電子計算機に電気通信回線で接続している記録媒体であつて、当該電子計算機で作成若しくは変更をした電磁的記録又は当該電子計算機で変更若しくは消去をすることができることとされている電磁的記録を保管するために使用されていると認めるに足りる状況にあるものから、その電磁的記録を当該電子計算機又は他の記録媒体に複写した上、当該電子計算機又は当該他の記録媒体を差し押さえることができる。

（以下略）

表2 カルテ開示に関するQ&A
（東京保険医協会「カルテ開示　医師の守秘義務と個人情報保護法」より抜粋）

Q	警察や検察、裁判所などからカルテの照会があったら？
A	裁判所からの捜査令状（刑事訴訟法218条）がある場合は、即時に対応する。この場合、患者本人の同意は不要。 警察からの「捜査関係事項照会書」（刑事訴訟法197条の2）、裁判所からの「送付嘱託」（民事訴訟法226条）、弁護士会を通じて行われる照会（弁護士法23条2）については、いずれも任意の協力依頼である。報告義務があるが、法的な強制力や罰則などはない。本人の同意は不要。

●参考資料

1）日経メディカル Online：特集◎これってコンプライアンス違反？《10》カルテ開示請求　遺族からのカルテ開示請求、どうする？（2019/01/31）

2）厚生労働省：診療情報の提供等に関する指針

先輩医師から一言

警察からの問い合わせには慎重に対応を。公式な文書でなければ何の協力も必要ありません。
（60歳代開業医、耳鼻咽喉科）

研修医の時に警察への対応を間違えて、救急部長にすごく怒られたことがある。
（40歳代病院勤務医、血液内科）

082

カルテのお作法③

お作法ランク
B

遺族からのカルテ開示請求には安易に応えてはいけない

患者が亡くなった後、遺族が開示請求してきたらどうすればよいのだろうか。そもそも死者の情報は個人情報保護法の対象とならない。しかし、厚生労働省の「診療情報の提供等に関する指針」では、「患者本人の生前の意思、名誉等を十分に尊重することが必要」と明示している。

遺産相続のゴタゴタに巻き込まれる恐れも

遺族に求められるがままにカルテを開示してしまうと、トラブルに巻き込まれる恐れもある。例えば、男性患者が亡くなった後に、その息子や娘がカルテ開示請求してくる場合には、「父は認知機能が低下していたので遺言書は無効だ」と主張するためだったりもする。実際、最近は遺族からのカルテ開示請求が多く、そうした事例では、相続が絡むことが少なくないという。

同指針では、遺族からのカルテの開示請求を拒否できるケースとして「対象となる診療情報の提供、診療記録等の開示が、第三者の利益を害する恐れがあるとき」を例示している。

東京保険医協会でも、会員に対し、「遺言状の効力を判断する目的で、カルテ開示を請求するなど、のちに相続でトラブルになると思われる場合は、安易に開示に応じるべきではない」とアドバイスしているという 表1 。カルテを開示する場合であっても、遺族全員の同意を求めるなど、遺族間の争いに巻き込まれないよう慎重に対応すべきだ。

表1 カルテ開示に関するQ&A
（東京保険医協会「カルテ開示　医師の守秘義務と個人情報保護法」より抜粋）

Q	第三者からのカルテ開示請求で注意すべき点は？
A	弁護士、保険会社、家族などから、カルテ開示請求や面談を求められることがある。 第三者からの請求では、まず患者の同意を得ているか、委任状はあるのかを必ず確認する。家族であっても第三者となるため、委任状が必要である。未成年の場合はケースバイケースで対応する。 面談を求められた場合は、「何を聞きたいのか」「何の情報が必要か」を事前に書面で提示してもらうのがよい。実際の面談にあたっては、「聞かれた以上のことや判断できないことは答えない」という姿勢を貫くことが大切。

●参考資料

1）日経メディカル Online：特集◎これってコンプライアンス違反？《10》カルテ開示請求　遺族からのカルテ開示請求、どうする？（2019/01/31）

2）厚生労働省：診療情報の提供等に関する指針

開示するときは、院内の安全委員会などに連絡してから。
（30歳代病院勤務医、整形外科）

家族だから見せてくれと言われたが、「ご家族か確認させていただきます」と言ったら、凄まれた。実は家族でも親族でもなかった。
（50歳代病院勤務医、臨床検査科）

先輩医師から一言

これまでカルテ開示請求された症例は、全て遺産相続に絡む案件で、ほとんどが弁護士を介してくるので厄介。自病院契約の弁護士や事務方とよく相談した方がいい。
（60歳代病院勤務医、一般内科）

独居の高齢女性が脳梗塞で亡くなり、ずっと付き添っていた姪に死亡診断書を渡した。後日、入院中は一度も病院に来ていなかった親族から、その姪に遺産を全て持っていかれたとクレーム。
（40歳代診療所勤務医、総合診療科）

患者情報は、遺族にとって遺産相続の重要な材料なので、きちんと正式な手順を踏まないと情報漏洩で訴えられかねない。また興味本位で、故人の妊娠歴などを見たがるものがいないとも限らない。
（60歳代病院勤務医、一般内科）

083

カルテのお作法④

お作法ランク C

カルテ開示請求は理由を聞いてはいけない

患者からカルテ開示を求められたときには、原則応じる必要がある。厚生労働省の「診療情報の提供等に関する指針」では、「患者等が患者の診療記録の開示を求めた場合には、原則としてこれに応じなければならない」としている。

その際、「なぜ、カルテを見たいのか」と、開示の理由を聞くことは控えたい。例えば、診療内容に不信を抱いて開示請求する事例もある。理由を聞くことは、患者の自由な申し立てを阻害することにつながるので、不適切とされる。

請求から開示までの流れを知っておく

実際の請求と開示については、「見せてください」「はいどうぞ」というわけにはいかない。東京保険医協会では、やりとりは「書面」で行うことを推奨している 表1 。（1）「開示請求書」を提出してもらう、（2）開示の可否を決定する、（3）「開示請求結果報告書」を請求者に渡す、（4）開示なら閲覧・複写を行い、渡す――といった手順となる。

患者からの開示請求には原則応じるが、カルテを開示することが本人・第三者の生命、身体、財産その他の権利利益を害する恐れがある場合や、他の法令に違反することとなる場合などでは、開示を拒むことができる。

患者からカルテ開示の請求があった場合の手続きについては、病院ごとに院内規定が設けられているはず。また、開示請求があった場合、開示するか否かは医療機関内に設置する検討委員会などで検討した上で決定することが望ましいとされており、現場の医師が判断する場面はほとんどないだろう。

しかし、開示の可否は担当医の意見を聞いた上で決定される。自分の患者が

表1 カルテ開示に関するQ&A
（東京保険医協会「カルテ開示　医師の守秘義務と個人情報保護法」より抜粋）

Q	**開示しなくてもよい場合とは？**
A	（1）本人・第三者の生命、身体、財産その他の権利利益を害する恐れがある場合、（2）個人情報取扱事業者の業務の適正な実施に著しい支障を及ぼす恐れがある場合、（3）他の法令に違反することとなる場合――のいずれかに該当する場合には開示しなくてもよい。
Q	**開示理由を聞いていいのか？**
A	開示の理由や目的を聞くことは、「医療・介護関係事業者における個人情報の適切な取扱いのためのガイダンス」では、「患者などの自由な申し立てを阻害するので不適切」とされている。
Q	**カルテ開示に関する流れはどうなる？**
A	カルテ開示のやりとりは「書面」で行うのが原則。大まかな流れは、（1）「開示請求書」を提出してもらう、（2）開示の可否を決定する、（3）「開示請求結果報告書」を請求者に渡す、（4）開示なら閲覧・複写を行う――の４段階。
Q	**料金は請求できるのか？**
A	実費などを勘案して、合理的と認められる料金であれば請求できる。料金を決めたら、院内規定に明示する。 料金の考え方として東京保険医協会は、（1）開示手数料（対応、カルテ準備、閲覧などの事務手数料、コピー代を含むか含まないかも提示）、（2）複写のコピー代（1枚○円、○枚まで○円など）、（3）医師面談料（長時間の説明が必要な場合、30分○円など）を例示している。

開示請求をしてきて、病院側から意見を求められたときのために、カルテ開示に関する流れや考え方を知っておくことは大切だ。

●参考資料

1）日経メディカル Online：特集◎これってコンプライアンス違反？《10》カルテ開示請求　遺族からのカルテ開示請求、どうする？（2019/01/31）

2）厚生労働省：診療情報の提供等に関する指針

084 新入りとしてのお作法①

お作法ランク A

元気な挨拶とクリーンな身なりを

提案者 **鈴木 瞬** 氏（SNCメンタルヘルス・産業医事務所 代表）

リーダーシップ論で有名なハイフェッツは、リーダーに必要な要件として「技術的課題」と「適応を要する課題」を提示している。医師たるもの、その両方の課題を乗り越えていく必要がある。

「技術的課題」については、特に若いときは、知識や技術を磨きたくなるものであり、普段の研修の中で身についていくだろう。一方の、「適応を要する課題」については、意識しなければ乗り越えていけない可能性がある。

特に、多くの時間を過ごす病棟での適応について、私が超主観的に考えた必要事項を紹介する。まず、「挨拶をみんなに自分から先にする」「バカにされてもそこそこ元気！」「クリーンな身なり、なんとか維持する」――だ。

当たり前のABCを習得しよう！

私はこれを「当たり前のABC」と呼んでいる。どれも当たり前のことなのだが、これさえ押さえておけば、最低限、結構やっていけるはずだ。それぞれについて、説明しよう。

A：挨拶をみんなに自分から先にする

子どものころから、挨拶は大事と言われ続けてきているが、果たして本当にできているだろうか。個人的な意見としては、最初の２カ月でCVの上達を考えるより、挨拶を無意識にできるようになってほしい。ひとつのことを習慣づけるには2〜3カ月かかる。清掃業者さんにも、怖そうな教授にも看護師さんにも、さあ自分から先に挨拶をしよう！

ただし、そっぽ向いてボソボソと形だけの挨拶はいただけない。大切なのは、きちんと相手に目を向けて挨拶することだ。「今話しかけんなオーラ全開」の人にも。無視されても、反応がなくても、こちらから吹きかける！　人工呼吸みたいなもんで、こちらから息を吹き込むことが大事なのだ。

B：バカにされてもそこそこ元気！

研修の初めのころは、右も左も分からない状態だ。例えば「凝固のスピッツ取ってこい」と言われて「どの色が凝固スピッツだ？」と悩むレベル。そして、「こんなことも分からないのか」といった軽蔑の眼差しや、「こいつ、大丈夫か」という懐疑の目を向けられることもしばしばだ。

しかし、そこで凹んではいけない。いかなるときもプラスに考えることが大切だ。例えば1回バカにされたということは、1つ知識を得たことだと考えよう。そしてバカにされる人ほど学びが多いと自分に言い聞かせよう。あなたが周囲の代表となってバカにされることで、周囲にも学びの機会を与えているとも考えられる。

さらに大切なことは、落ち込んでしゅんとならないこと。バカにされても、めげずに元気に「すみません！」と言えるかどうかが勝負だ。

何か言うたびにしゅんとされると、教える方もつらくなる。結果として学ぶ機会を減らすことになりかねない。そして、後々知らずに大ポカをしてしまうという悪循環にハマる。指導する側からすると、どんなに頭が良くても何となく指導しにくい奴はいる。そういう雰囲気を醸すと長い目で見ると損をする。

C：クリーンな身なり、なんとか維持する

月に1回は散髪に行きましょう！　毎日シャワーを浴びましょう！　洗った下着を着ましょう！

そんなこと、当たり前と思っていても、忙しい科では案外、できなくなるもの。だんだん先輩の真似をして白衣の中にガラもののシャツを着たり、どんどんだらしなくなっていく。デキる先輩が許されても、何もできない研修医には許されな

いことも多いことを忘れないように。

特別きれいにする必要はないが、最低限の清潔感がなければ、仕事の信頼もガタ落ちだ。

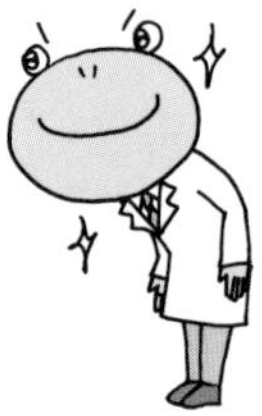

●参考資料

鈴木瞬、『研修医のための人生ライフ向上塾！』（日経BP、2019年）

先輩医師から一言

挨拶ができない医師が多い。昔の教育が良かったとは言わないが、最低限のことは指導が必要。
（60歳代開業医、総合診療科）

元気に明るく大きな声で挨拶することが最も大切ですね。
（20歳代病院勤務医、精神科）

人としての礼儀。常識的かつ礼儀正しさを意識して仕事をすることが重要だと思います。
（40歳代病院勤務医、一般内科）

挨拶によって互いに近づきやすくなる。
（70歳代病院勤務医、総合診療科）

085

新入りとしてのお作法②

お作法ランク
B

同期の仲間を大切にする

提案者 **鈴木 瞬**氏（SNCメンタルヘルス・産業医事務所 代表）

社会人になったなら、自分の体調管理、特にメンタルヘルスには留意したい。特に、医師になりたての頃は、慣れないことがいっぱいの忙しい毎日が待っている。身も心もつらくなることも少なからずあるだろう。メンタルヘルスを考えて、乗り切ることが大切だ。そのための秘訣の1つは、「同期と仲良くすること」だ。

Arieらは20年の追跡研究における、労働者死亡の唯一の予測因子として「職場仲間からの社会的サポート」を挙げている。社会的サポートが得られる職場仲間としては、指導医や先輩医師、コメディカル、そして同期の仲間だ。

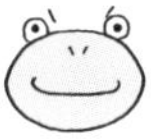

初日にはみんなで夜ごはん or 飲みに行く

同期と仲良くなるためのキモは研修第1日目にある。私が、研修医の皆さんに、初日にやってほしいたった1つのこと、それは「初仕事の後、同期で夜ごはんor飲みに行く」ことだ。できれば、3人以上で。

これを読んで、「えっ？それだけ？」と思ったなら、全く問題ない。しかし、そう思わなかったあなた。初日の飲み会は、自分から集団の輪に加わったり、みんなに合わせることに抵抗を覚えるあなたにこそ必要なのだ。

図1 スタートダッシュで出遅れそうな心配な対応

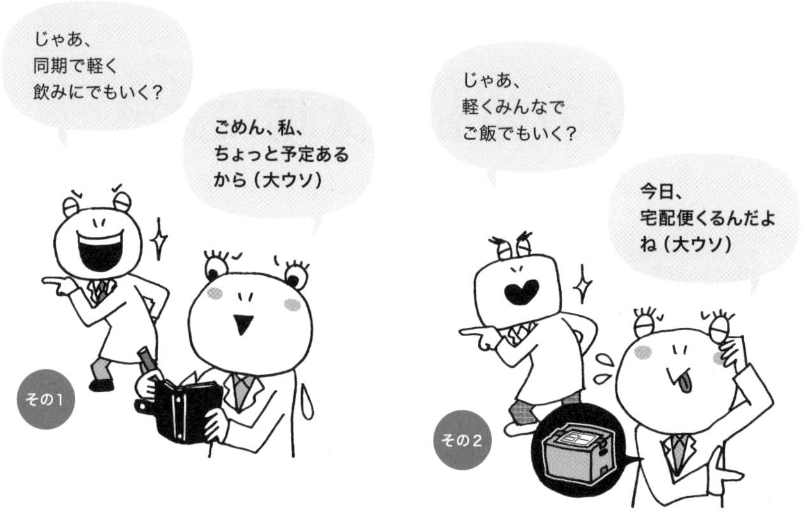

孤立しないためには流されることが大切

学生と社会人との大きな違いの1つに、学生時代はマイペースでもOKだが、社会に出るとそうはいかない、という点がある。これまでは、1人であってもコツコツ努力して試験に通りさえすればうまくいった。しかし、一匹オオカミではやっていけないのが社会だ。

特に研修医時代には、同期の仲間が非常に重要な役割を果たす。その理由を、(1)情報、(2)情動発散、(3)居場所――に分けて解説しよう。

(1) 情報

研修生活は「情報」がとても大切。コワイ先生や忙しい診療科、病院特有の謎のルール、研修の事務手続きなど、病院は分からないことだらけ。同期同士での情報交換は不可欠だ。

（2）情動発散

「率直な感情表現ができる愚痴り合い」が必要。上下関係なく、しかもお互いのストレスを理解し合える仲間で愚痴を交わすことは、最高のストレス発散となる。

（3）居場所

これが一番のポイントだ。研修医は、2〜3カ月で診療科から診療科へと移る渡り鳥。どこまでいっても落ち着きなく居場所がない流れ者ともいえる。研修医にとって最も長く安定した「居場所」は、実は同期と過ごす研修医ルームだ。

同期との関係が、とても大切なことが分かっていただけただろうか。そのためには、周りに流されることも大切なのだ。スタートダッシュでつまづいて、後から輪に入ろうとして苦労することのないように、第1日目には、周りの雰囲気に流されてみんなで仲良くご飯を食べることを実践しよう。

同期は、先輩や後輩、友人、恋人、親にも代えられない、大切な存在だということを忘れないでほしい。

●参考資料

鈴木瞬、『研修医のための人生ライフ向上塾！』（日経BP、2019年）

先輩医師から一言

研修医時代の仲間はずっと大事な仲間ですね。今でも付き合いがあります。（30歳代病院勤務医、産科・婦人科）

近い年次の他科の先生と仲良くなることで、普段と違う視座をもつきっかけとなる。（20歳代病院勤務医、産科・婦人科）

落ち込んだ時に助言してくれる友達、何でも愚痴を言い合える友達、情報を伝えてくれる友達の存在は、とても大切。（60歳代開業医、リウマチ科）

同期の仲間は何十年たっても仲が良く、相談できます。人間関係の構築がとにかく重要。（50歳代病院勤務医、腎臓内科）

同期の横のつながりは特に大学病院のような同期が多い病院では大切だと思います。（40歳代病院勤務医、脳神経内科）

086

新入りとしてのお作法③

お作法ランク B

会議には遅刻しない、積極的に発言する

挨拶と同様に、時間を守ることは、人間関係を築く上で重要なことだ。社会人としての最低限のマナーであり、時間を守らないと、それだけで信用を失うことにもなりかねない。

もちろん、臨床をやっている以上、予想外の急変や緊急入院などはよくあり、どうしても時間を守れない場合が当然ある。そういう背景があるためか、「医師の中には、医師は時間を守らなくても許されると勘違いしている人がいる」と筑波大学附属病院副病院長の前野哲博氏は指摘する。医師であるからといって時間にルーズでいいわけではないことを肝に銘じておこう。普段から時間を守る習慣をしっかり持ち、遅れないように余裕を持って行動するようにしたい。

多くの人が集まる会議に参加する上では、態度にも注意を払いたい。まず、会議の主催者に敬意を表して、積極的に発言するようにしよう。

また、会議が長丁場になると、つい普段の癖が出てしまう。人の話を聞いているときに頬杖をしたり、貧乏ゆすりをしてしまっていないだろうか。足組みや腕組みにも要注意。考え込んだり集中すると、無意識に足を組んだり腕を組んでしまう人もいるが、目上の人が話しているときに手足を組むのは失礼な仕草とされている。気を付けたい。

先輩医師から一言

間違ってもいいのでどんどん発言する。（30歳代病院勤務医、脳神経外科）

カンファレンスに遅れない。一言でも質問をして有意義な時間とすべき。（60歳代病院勤務医、総合診療科）

会議をはじめとして何事も時間厳守に尽きる。処置や患者対応など、所要時間が読めない業務が多いが、だからこそ余裕を持った時間で行動することが必要である。（50歳代病院勤務医、血液内科）

087

先輩・上司へのお作法①

お作法ランク
B

医局のしきたりに真っ向から反抗しない

提案者 岸田 直樹氏
（総合診療医・感染症コンサルタント／北海道科学大学薬学部客員教授）

社会人になると、異なる世代の人たちとの交流が多くなる。上下関係も幅が広がり、自分たちとは価値観の違う世代と付き合うことも増えてくる。

医療的なことならともかく、指導医から頭ごなしに「こうあるべし」と言われたときに、「パワハラだ」などと大騒ぎしてはいけない。真っ向から反抗するのではなく、いったん飲み込んでうまくかわすのも大人の処世術だ。

例えば「宴会には全員出席！うちの医局のルールだから」と言われたときには、「そんなルールはおかしい」とか、「宴会にどんな意味があるのですか」などと言ってはいけない。理不尽なことを言われたら、理論武装して相手を納得させようと思ってしまうかもしれないが、なにしろ先輩医師たちはそれが楽しかった世代なのだ。その価値観を変えることは容易ではない。

それどころか、真っ向から戦うことで、人間関係が悪くなることがある。ぎくしゃくすると仕事にも影響するかもしれない。忘年会に出る、出ないといったくだらないことで、患者に迷惑をかけることにもなりかねない。

他人の価値観を変えることはできない。こちらが大人になって上の人たちの価値観を受け入れるような度量を見せよう。

先輩医師から一言

人生の先輩、メンターは大切にしたい。（50歳代開業医、耳鼻咽喉科）

閉鎖的空間で、中の人たちは麻痺しているので刺激しない方が安全。
（20歳代病院勤務医、初期研修医）

先輩医師には
こちらから先に挨拶をする

提案者 **鈴木 瞬**氏（SNCメンタルヘルス・産業医事務所 代表）

研修医時代は、環境が大きく変化し慣れない仕事に追われ、高ストレスの日々を送ることになる。ストレスを少しでも低減させる方法の1つは、社会的サポートを増やすことだ。当たり前に思えるかもしれないが、いろいろな人から支えてもらい、支えることが仕事のストレス低減に有効だ。看護師や指導医、同期の仲間はもちろん、先輩医師との関係を良好に保つことで、仕事のストレスを減らすことが可能となる。

ここでは、先輩医師と仲良くなるためのお作法を紹介しよう。まず、「始業や終業時には必ず自分から挨拶をする」ことだ。挨拶は人間関係の基本中の基本だが、忙しくなると、挨拶がおろそかになりがちだ。挨拶も仕事のうちと思って、努めて挨拶は大切にしたい。

とはいえ、ただ挨拶すればいいというものでもない。大切なのは、自分から先に、そして目を合わせて、挨拶することだ。先に帰るときには、先輩医師が忙しそうにしていたとしても、必ず「お先に失礼します」の一言をかけるように心掛け

表1 先輩医師との関係構築のためのお作法

一、 始業終業時は自分から先に挨拶をする
二、 一緒に昼食を食べる
三、 教わったことを実践したら、すぐに良い報告をする
四、 イケてる先輩にはいろいろ教わる
五、 イケてない先輩は褒める、感謝する

よう。

２つ目は、昼食を一緒に食べること。先輩との関係づくりはタイミングが大切だが、人が最も気を許すタイミングの1つは食事中だ。日々の診療のちょっとした相談を持ちかけるには絶好のタイミングだ。ただし、人間関係はもらいっ放しではいけない。先輩医師は先輩医師で悩みを抱えていることもあるので、さりげなく先輩の愚痴を聞くという姿勢も忘れずに。

アドバイスをもらったら感謝でお返し

３つ目は、教わったことを実践したら、すぐに良い報告をすること。「先輩に言われた通り○○してみたら、良くなりました」と報告しよう。アドバイスをもらったら感謝でお返しするのが礼儀だ。

そして、いろいろと教わることも人間関係構築のためのいい方法だ。特に、尊敬できるイケてる先輩医師にはどんどん教えてもらおう。人間にとって、何かを教えるということは気持ちのいいこと。教えてもらうことでいい人間関係が築ける。

ただし、世の中、そんなにイケてる先輩ばかりではない。いろいろ教えてくれるけど、何となくピントがずれたアドバイスばかり……といった先輩もいるだろう。そんな先輩も邪険に扱ってはいけない。少し残念めな先輩医師が後輩を構いたがるのは承認欲求であることが多い。その対策として効果的なのは、早めに報酬を与えて、良い関係を築くこと。先にどんどん褒めて感謝することで、余計なアドバイスは減っていく（はずだ）。

●参考資料

鈴木瞬、『研修医のための人生ライフ向上塾！』（日経BP、2019年）

先輩医師から一言

若い頃はとにかくやる気と元気があれば可愛がられる。嫌がらず仕事すること。（40歳代診療所勤務医、消化器内科）

廊下で身長のある医師とすれ違った時、挨拶をしたが無視された。とても不愉快だった。（70歳代開業医、産科・婦人科）

先輩や上司に「了解！」は使わない

職場で先輩医師や指導医から何かを指示されたときに、思わず「了解です！」と答えていないだろうか。「了解」は、「事情を思いやって納得すること」「理解すること」「のみこむこと」という意味で、「分かりました」という意味で用いられることが多い。

昨今では、「○○やっておいて」「了解！」と気軽に使われているが、「了解」は、同僚もしくは目下に対して使う言葉であり、目上の人に対しては「了解」という言葉は適切ではないとする意見が多い。

もともと、軍隊で部下から報告を受けたエラい人が、「報告を理解した、よく分かった」という意味で使った言葉という説があり、上の者が下の者に対して「よく分かった」という意味で使うべきとされている（諸説あり）。

一方で、「了解」は「分かった」と同義であり、「〜いたす」が付いた「了解いたしました」は、目上の人に対しても失礼な言葉ではないとする説もある。

いずれにせよ、「了解」という言葉自体、目上に使うべきではないと考える人が多いことを考えると、職場やオフィシャルな場では目上に対しては使わない方が無難だろう。

「承知しました」という言葉が正しいと言われるが、少し堅苦しい印象もある。何か指示を受けた場合には、「分かりました」「はい」と素直に答えたい。

ほかにも、目上には使わない方がよい言葉として、「ごくろうさま」や「お世話様です」がある。ごくろうさまは目上から後輩に使用するねぎらいの言葉。同様に「お世話様」も、目上から目下の者に使う言葉だ。上司や院外の人に対しては慎みたい。目上の人に声を掛ける場合は、「お疲れ様です」を使おう。

「お久しぶりです」も気を付けたい。「久しぶり」は、「前にそのことがあってから長い時間が経過していること」「しばらくぶりであること」を意味する。「久しぶり」

という言葉に、接頭語の「お」と、丁寧語の「です」をつけた表現である「お久しぶりです」は、丁寧語であり、相手に敬意を示す言葉ではないといえる。

では「ご無沙汰しております」は、どうか。「無沙汰」は、「久しく訪問をしないこと、しかるべき挨拶や報告をしないこと」。「おります」は「います」の謙譲語で、謙譲語は自分の行動をへりくだって表現することで相手に敬意を示す敬語表現だ。

つまり、恩師に久しぶりに会ったときなどには、「お久しぶりです」ではなく、「ご無沙汰しております」が正解。きちんと挨拶したい。

●参考資料

1）『医者のひみつ　日経メディカル Cadetto愛蔵版』（日経BP、2015年）

2）金森たかこ，西出ひろ子、『入社1年目ビジネスマナーの教科書』（プレジデント社、2017年）

3）石川和男、『仕事の超基本』（朝日新聞出版、2019年）

先輩医師から一言

「了解しました」は目上の人に使わず、「承知しました」と言うのが正しい。これを今でも忠実に守っている。
（30歳代病院勤務医、皮膚科）

他の医局の上級医に「ご苦労さまでした」と挨拶したら、医局の上司に注意された。
（60歳代診療所勤務医、放射線科）

「了解」ではなく「分かりました」と返答する方が良い。同様に、「ごくろうさま」は目上の人が後輩に使う言葉なので、後輩から先輩には「お疲れ様でした」という方が良い。　（70歳代病院勤務医、一般外科）

最近の研修医は、こちらの依頼・指示に「かしこまりました」と返事をします。何かパワハラをしているようで、かえって居心地が悪い。「了解です」でも構わない。ベストアンサーは「Yes」。
（50歳代病院勤務医、脳神経内科）

上司の指示に「うん」と答えた医師がいた。
（60歳代病院勤務医、消化器外科）

「了解しました」はまだまし。「了解です」と言われると、「本当に分かっているのか？」と思うし、何かバカにされた感じを受ける。　（40歳代病院勤務医、一般外科）

090

先輩・上司へのお作法④

お作法ランク C

指導医に「この本に書いてあります」と言わない

提案者 **岸田 直樹**氏
（総合診療医・感染症コンサルタント／北海道科学大学薬学部客員教授）

「指導医の治療方針に納得がいかない」——。そんな思いを持ったことはないだろうか。特に熱心に勉強している研修医ほど、指導医に対して「なぜこの先生は、この本に書いてある治療を行わないのか」と疑問に思うことがあるかもしれない。

コモンディジーズのマネジメントは、ここ数年の間にも大きく変化している。専門分野の知識のアップデートは怠らない医師であっても、コモンディジーズの治療に関する知識についてはアップデートが遅れ、これまでの経験で行っていることが少なくない。

そんなとき、どうしているだろうか。「指導医の言うことは絶対だから納得できなくても（今は）指導医の言う通りに従う」という人もいれば、あくまで指導医と戦うという人もいるだろう。

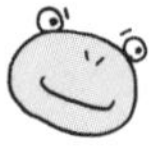

正解は「私は、この治療がしたい」

納得がいかない場合には、指導医と十分にディスカッションすることが大切だ。しかしその際に、指導医を説得したくて「この本に書いてあります（なのに、指導医であるあなたは知らないんですか）」といった言い方をしてはいけない。そう言われてしまうと指導医は、売り言葉に買い言葉的に「そんなにその本が信頼できるのなら、本で学べばいい」と言うだろう。指導医との間に不穏な空気が流れ、積み重なることで指導医との関係が微妙なことになる。

関係を崩すことなく指導医を説得するためには、書籍を示して「なぜこの治療をしないのか」と詰め寄るのではなく、「私は、この患者にこの治療がしたい」と伝えるのがよい。

「私は、この治療がしたい」は、いわゆる「I（アイ）メッセージ」だ。Iメッセージはコミュニケーションスキルの1つであり、主語を自分にしてメッセージを伝える手法。「私がそう感じている」というメッセージとなるため、受け取った相手は否定しにくいという特徴をもつ。

「なぜ、（あなたは）この本にある治療をしないのか」と言われると、その理由は幾らでも並べられる。しかし、「この治療を（私は）やってみたい」と言われると、「やってみたい」気持ちを否定するのは難しく、指導医にしてみれば「やらせてやろう」という気になるというわけだ。

研修医がそんなに気を遣う必要性はないかもしれないが、指導医とうまくコミュニケーションがとれないと、研修がうまく進まないことになりかねない。ひいては医療そのものに影響が及ぶ可能性もある。ここは大人になって、指導医とうまくコミュニケーションをとれるようになっておきたい。

先輩医師から一言

以前、後輩が上司の指導に対して「でも、論文にはこう書いてありますけど」と言っていて、周りが凍りついた。（30歳代病院勤務医、消化器内科）

どんなに優秀でもこれをやっているうちは人は信用できない。上下関係の話ではなく、揚げ足を取るタイプの患者やクレーマーと対峙したときに、さらに炎上させかねない。
（30歳代病院勤務医、形成外科）

NEJM、UpToDateなどでエビデンスを固めて指導医の方針を否定してしまうことがあった。エビデンスは低い場合でもそれを理解しながら社会的事情（日本ではガイドラインに記載されているため、その治療をしないと訴えられるかもしれないなど）、他に有効な治療方法がないなどであえて行っている場合があることを、研修を終え、自分が主治医になって初めて気付いた。（20歳代病院勤務医、代謝・内分泌内科）

091

先輩・上司へのお作法⑤

お作法ランク C

先輩医師を安易な言葉で褒めない

先輩医師に手技を教えてもらったときなどに、感謝の気持ちを伝えるつもりで使いがちなのが「うまいですねー」などの褒め言葉。しかし、プロとして行っている技を若者に褒められることに違和感を覚える先輩医師は少なくない。「当たり前だ、何年やっていると思ってんだっ！」「なめてんのかっ！」と思われても仕方がない。プロを褒めるのは畏れ多いことだと認識する必要がある。もちろん、「イケてますね！」も、慎みたい。

また、指示されたことを忘れていたときなどに、「あ、忘れてました、ごめんなさい」と言うのもNG。「ごめんなさい」は自分に近しい人、友人、家族に対して使われる言葉であり、目上の人には「すみません」もしくは「申し訳ありません（ございません）」が適切だ。関係性や職場の雰囲気によっては許されることもあるだろうが、原則は知っておきたい。

●参考資料

1）『医者のひみつ　日経メディカルCadetto愛蔵版』（日経BP、2015年）

2）金森たかこ，西出ひろ子、『入社1年目ビジネスマナーの教科書』（プレジデント社、2017年）

3）石川和男、『仕事の超基本』（朝日新聞出版、2019年）

先輩医師から一言

上司が説明していることに「なるほど」と相槌を打たないことも大切です。バカにされているように感じるので。（50歳代病院勤務医、病理科）

先輩の手技を見て「素晴らしいですね」と言ってこっぴどく怒られた。（40歳代診療所勤務医）

092

他院の医師へのお作法①

お作法ランク A

紹介状には必ず処方を記載する

担当の患者を他院に転院させたり、退院させて治療を患者の地元のクリニックに引き継いでもらう場合には、紹介状を書く必要がある。入院中の治療経過などの詳細は、別途、退院時サマリーなどを添付して、紹介状ではその時点で問題となっていることや、必ずお願いしたいことを中心にまとめる。

具体的には、病名に#No.を振って、#1には入院契機となったメイン病名を、#2以降は重要度の高い合併症を記載。「○○（病名）に対して○○（治療名）をして、○○（治療の結果）となった」という形式で簡潔に書く。

例えば、こうだ。「#1に対して、2/12に入院。2/13に○○術（治療名）を施行。○○（病変、治療部位）に対し、○○（治療手技など）を行った結果、○○（症状、所見など）は改善しました」といった具合だ。さらに、今後の方針と先方にお願いしたいことについて、「#1については、今後も引き続き当科外来にてフォローアップさせていただきます（次回外来：3月6日10:30 ○○医師）。 #2、#3につきましては、貴院にてご加療くださいますよう、お願いいたします」などだ。

清水メディカルクリニック（兵庫県明石市）副院長の清水政克氏は、「病院からの紹介状で、退院時の処方が書かれていないものが結構、多い」と指摘する。治療を引き継ぐ上では、処方情報は必須だ。必ず記載するようにしよう。さらに清水氏は「患者の社会的な背景や治療に対する考え方、特に在宅医療に移行する患者では今後の療養や生活に関する希望や意向についても、できるだけ記載してほしい」と付け加える。

紹介先の医師の所属や肩書、名前に誤りがないかをよく確認することも大切だ。「診療科名が違う！」とか「名前の漢字が間違っている！」などで気分を害する医師がいるので、要注意だ。

093

他院の医師へのお作法②

お作法ランク A

前医を批判しない

「後医は名医」という言葉がある。医師の間でよくいわれる「ことわざ」や「格言」のようなものだが、先に診療した医師よりも後から診療した医師の方が診断や治療を的確に行いやすく、同じ患者を診るなら後から診た方が名医になれるということを表した言葉だ。

例えば、ある患者が近隣のA診療所を受診し、A医師が診察し薬を処方した。服薬を開始してしばらくたっても一向に治る気配がなかったため、患者はB病院を受診、B医師の診察を受けた。その際に患者は、A医師に診てもらい、薬を処方してもらったことを話した。B医師は、別の薬を処方し、服用した患者の症状は消失した。

患者は、「A医師が治せなかった病気を、B医師が治してくれた。A医師はヤブでB医師は名医だ」と思うかもしれない。しかし、決してそうではないことは医師なら分かるだろう。

後医が名医になれる理由とは

後医が名医になれる理由は幾つかある。その1つは、最初に診る医師（前医）はその患者の情報が何もない中で、情報を聞き出し、必要と思われる検査を選び、診断・治療を考えていかなければならない。しかし、後から診た医師（後医）は、前医が聴取した情報や検査結果・治療結果などを参考にしながら、診断・治療を考えることができる。

前述のケースでは、最初に処方された薬の情報から、少なくともその薬には反応しなかったことがB医師には分かっている。前医と後医では後医の方がより正確な診断・治療ができるのは当然だ。

さらに、病気には時間経過があり、発症してから次第に症状が完成し診断もつけやすくなっていく。発症初期には、その疾患に特異的な症状がそろわないことも多い。後から診察する医師の方が、その疾患を適切に診断するのに有利であることは明らかだ。

一方で、医師の不文律として「前医を否定しない」というのがある。これは、「後医は名医」の意味を知り、安易に前医を過小評価したり、否定したりしてはいけないという意味合いだ。

ましてや、患者の前で、前医の診断や治療を悪く言ったり、否定するような発言は絶対に控えたい。前医が患者のかかりつけ医であれば、なおさらだ。かかりつけ医と患者の信頼関係を損なうことになりかねない。

後医がすべきことは、病気の時間経過と「前医」の治療経過を参考にして、その時点で考え得る最も正しい診断に近づくよう努力し、最善の治療を考えることのみだ。それができるのも、前医の治療経過があってのこと。常に「前医」を尊重し、「後医」として謙虚に診療に当たるようにしたい。

先輩医師から一言

非常に重要。批判は患者さんの耳に入るとトラブルの元にもなる。（50歳代病院勤務医、消化器内科）

結構、やりがちですが、こういうところに人間性が出ます。（50歳代病院勤務医、一般内科）

研修医の時に、後から見た人間の方が情報が多くて絶対に有利なのだから、安易に初診の先生を悪く言ってはいけないし、それをスタッフや患者に決して伝えてはいけないと教わった。（40歳代開業医、循環器内科）

救急医として勤務するにあたり、診療後に判明した病気について他科の医師から糾弾される場面がある。他科へ紹介する時点ではその病気を判断するのは困難であることが多い。だから、前医（紹介医や他院救急）の対応を批判しないように心掛けている。（30歳代病院勤務医、救急科）

なんでこんな治療をしたんだ、放っておいたんだと思っても、前医は批判しないことが大事と言われた。働き続けると、後に診る医者の方が診断はつけやすいことや、医者の世界は狭いことも気付くので、本当に大切だと思います。（30歳代診療所勤務医、皮膚科）

後にならないと分からないことは多い。前医の立場で全て正確に診断できるほどの自信はない。（40歳代開業医、小児科）

094

他院の医師へのお作法③

お作法ランク A

紹介を受けたら必ず返書を書く

他の医療機関の医師の紹介状を持って患者が受診してきたときには、紹介元の医師に返書を書くのが礼儀だ。紹介元の医師は、患者が確実に受診したのか、状態に変化がなかったのかが気になっているはずだ。医療機関によっては、地域医療連携を担当する部署が、紹介状を持参した患者の紹介元に機械的に患者が受診した旨を知らせる文書を送る場合もある。そうした仕組みがない医療機関であれば、まずは、患者が受診してきた旨を記した返書を、速やかに作成して送るようにしよう。

専門用語や略語は使わない

自動的に受診の報告が紹介元に送られている場合も、それで安心してはいけない。病院からの受診の連絡は、患者が紹介先を受診したかどうかが分かるに過ぎず、結果どうであったかは分からない。紹介元の医師は、患者が紹介先を受診したかだけでなく、その結果も気にしているはずだ。

「紹介した側としては、検査の結果や、入院となった場合には最終的にどう治療をしたか連絡がほしいと思うが、案外、返ってこないことが多い」と清水メディカルクリニック（兵庫県明石市）の清水政克氏は言う。

病院での治療が終わった後に、紹介元の医師に疾病管理を引き継いでもらうことも多いはずだ。退院時には必ずお礼とともに検査の結果や治療方針などを記載した返書を送り、良好な関係を保ちたい。

返書を書く際に気を付けたいのは、相手がその専門分野に必ずしも精通しているとは限らないということ。特に、最新の治療や手術術式などは、専門外の医師には分からないことも多い。指導医に報告する場合よりも、丁寧な説明を心掛けたい。

病棟では普通に飛び交っているような略語や専門用語、英単語であっても、他科や院外の医師には通じないこともある。誤った理解につながることも懸念されるため、略語や英単語は極力使わないのが無難だ。

先輩医師から一言

病診連携の最低限のマナー。
（60歳代病院勤務医、消化器内科）

面倒だと思うが、必ず速やかに返書を書こう
（60歳代開業医、精神科）

紹介状への対応の大切さは研修医時代には分かりませんでした。双方でやりとりすることが非常に大切です。
（40歳代病院勤務医、一般外科）

紹介したDr.に対する礼儀。豊富な資源を活用して診断治療するのは後方病院の役割だから。（40歳代開業医、小児科）

紹介状の返書に、「今後とも○○病院○○科をよろしくお願い申し上げます」と書くよう教わった。
（30歳代病院勤務医、緩和ケア科）

紹介を受けた患者については「その患者がどうなったか」という返書を書くのが礼儀と考えます。詳しく書く必要はありませんが、簡潔明瞭に。信頼関係の醸成が長い目で見れば集患にもつながるのです。
（50歳代病院勤務医、一般内科）

最近の若い医師は紹介状に返信が来なかったり、最終的にどうなったかなどの返事がないことが多く、どこかできちんとお作法を教えるところが必要。（特に大学病院勤務医師）
（60歳代病院勤務医、脳神経外科）

紹介しても返事が来ない。来ても横柄な文面。調べると研修医だったりする。
（30歳代診療所勤務医、一般内科）

返書には手術記録を必ず同封するようにしていますが、紹介医と直接、お会いして話す機会があった際に、「先生の手術記録の絵を全部保存していて、エコーの際の心内構造をイメージする時の参考にしてます」と言われ、うれしかったことがあります。
（40歳代病院勤務医、心臓血管外科）

紹介した側は、患者がその後どうなったのか知りたいと思っておられますので、受診されたらまずは受診報告を。これは簡潔な内容で結構です。その後、例えば手術を受けられた場合などは、病理結果等も含め、再度報告すべきです。術後、落ち着いたら近医で管理をしていただくケースも多いですし、新たな患者を紹介していただくことにもつながります。医師同士の信頼関係を築く上で重要です。（50歳代病院勤務医、消化器外科）

095

他院の医師へのお作法④

お作法ランク C

紹介先への情報提供は本人の同意なく可能

提案者 **小川 敏治**氏（公益社団法人日本医業経営コンサルタント協会 総務委員）

一般に、本人の同意を得ずに、個人データを第三者に提供することは禁じられているが、他院に紹介する際に患者情報を提供することは、個人情報の第三者提供に該当しないのだろうか。

結論から言うと、患者の治療に必要と考えられ、かつ個人情報の利用目的として院内掲示などにより明示されている場合は、原則として同意が得られていると考えられ、個別に同意を取る必要はないと考えられる。

医療機関を受診する患者は、傷病の回復などを目的としている。一方、医療機関は患者の傷病の回復などを目的として、より適切な医療が提供できるよう治療に取り組むとともに、他の医療機関と連携を図ったり、傷病を専門とする他の医療機関の医師などに指導、助言などを求めることも必要となる。

といったことから、第三者への個人情報の提供のうち、患者への適切な医療の提供に必要であり、かつ個人情報の利用目的として、院内掲示などにより明示されている場合は、原則として患者の黙示による同意が得られているものとして、紹介先の医療機関に個人情報を提供することは問題ない。患者を転院させる際に、転院先に患者情報を提供する場合も同様だ。

では逆に、連携先の医療機関から紹介された患者の診療のために、連携先から患者情報を取得した場合、その取得について本人の同意を取らなければならないのだろうか。

連携先の医療機関などから患者情報を取得した揚合、提供元（連携先の医療機関）が法に基づいて本人から必要な同意を取得していることが前提となるため、提供を受けた医療機関が、改めて本人から同意を得る必要はないものと

利用目的に関する院内掲示などに併記すべき３事項

1 患者は、医療機関などが示す利用目的の中で、同意しがたいものがある場合には、その事項について、あらかじめ本人の明確な同意を得るよう医療機関などに求めることができる。

2 患者が1の意思表示を行わない場合は、公表された利用目的について患者の同意が得られたものとすること。

3 同意および留保は、その後、患者からの申し出により、いつでも変更することが可能であること。

解される。従って、第三者からの提供による個人情報の取得の場合は、改めて本人同意を得る必要はない。

なお、利用目的に関する院内掲示については、上記の３事項を併記すべきとされている。

●参考資料

1） 厚生労働省：「医療・介護関係事業者における個人情報の適切な取扱いのためのガイダンス」（2017年）

2） 厚生労働省：「医療・介護関係事業者における個人情報の適切な取扱いのためのガイダンス」に関するQ&A（事例集）（2017年）

3） 日経メディカル Online：特集◎これってコンプライアンス違反？《5》個人情報保護「知らなかった」では済まない患者情報の扱い方（2018/12/27）

看護師からのコールには精いっぱい明るく出る

やっと当直室に戻って一息ついたときに病棟からコール。あまり深刻そうでなかったため、つい面倒に感じて「○○しておいてください」と対応した――。ベテランになれば、そんな対応が許される場面もあるだろう。しかし、研修医の場合、その対応はご法度だ。島根大学医学部附属病院卒後臨床研修センターの和足孝之氏は、「研修医のコールの返事は、『○○しておいてください』ではなく、全例で『すぐ行きます』が正解」と強調する。

電話を受ける際には、寝ぼけた声や面倒くさそうな声ではいけない。どんなに疲れていても精いっぱい明るい声で電話に出るようにしよう。

病棟からのコールがあったら、自分たちの指示に何か落ち度があったか、患者に予想外の急変があったものと考えるべきだ。「フットワークだけが研修医の唯一の武器」（和足氏）であり、コールがあったら、患者のために自分にできることは何かを考え、気持ちよく対応することを徹底したい。

すぐに病棟に駆け付けるためには、当直室での服装にも気をつける必要がある。日経メディカル Onlineの調査によると、4割強の医師たちが当直室でも「日中の外来に出られるような、ある程度きちんとした格好」で過ごしているという。「熟睡中に電話で起こされ、あわてて白衣を着て出て行ったら、ズボンを履いていなかった」（30歳代男性、精神科）という失敗談も寄せられた。迅速に対応できるようにしておこう。

女性医師はメイクをどうするかも悩みどころだろう。調査では、メイクを落とす派と落とさない派に分かれた。メイクは落とすが眉毛だけは描いておくというウラ技もある。呼ばれたらマスクをすれば、何とかごまかせるという。

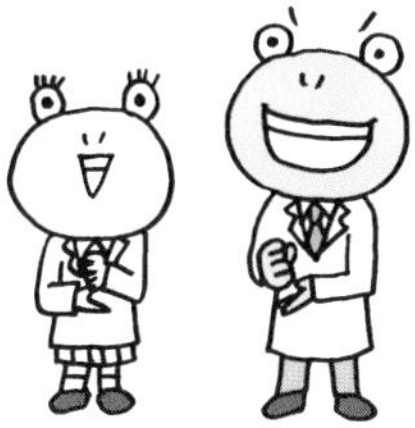

●参考資料

日経メディカル Online：Cadetto特集◎はじめての当直 Vol.4　Cadetto世代の今どき当直事情（2013/04/04）

日経メディカル Online：Cadetto通信◎シリーズ しまね初期研修医合同研修会で語られたこと《1》 初期研修医がやってしまいがちな10の失敗例（2019/04/19）

先輩医師から一言

病棟勤務の間は看護師に逆らわない方が身のためである。
（40歳代開業医、糖尿病科）

看護師さんを味方につけると何かとやりやすい。
（40歳代病院勤務医、一般外科）

とにかく何でも相談してくれる関係を作っておかないと、大事なことも報告がなくなったら困る。コメディカルを不機嫌にしてはならないと思う。
（30歳代病院勤務医、病理科）

看護師さんは、自分も疲れている中、他の誰でもなくせっかく自分に掛けてくださったのだから、感謝の気持ちで明るく電話に出るのが良いと思います。
（40歳代病院勤務医、小児科）

電話を掛ける方の気持ちになってみれば、明るい声で返事をしてくれるとうれしいことは想像できる。
（60歳代病院勤務医、一般内科）

看護師も夜間の電話は怖がっていることがあるので、お互い様です。
（40歳代病院勤務医、呼吸器内科）

097

他職種とうまくやるためのお作法②

お作法ランク
A

事務職員から頼まれた書類は提出期限を守る

医療の基本はチーム医療だ。それぞれのメンバーが信頼感を持って気持ちよく仕事をするためには、決められたことをきちんと守ることが重要だ。

医療職からの信頼はもちろん、事務職員からの信頼も大切にしたい。「信頼を得るためには、例えば診断書の発行や病院の職員としての手続き（保険医登録、給与や手当の手続きなど）といった書類の提出を期限内にきちんと終わらせることが大切」と筑波大学附属病院副病院長の前野哲博氏はアドバイスする。

あなたが書類の提出を遅らせたことで、患者に迷惑が掛かることもある。例えば、診断書の発行が遅れたことによって、民間の医療保険の保険金が受け取りが遅れ、患者が生活費に困るといったことも起こり得る。

そのことで事務スタッフの仕事も増えるだろう。何度も患者とやりとりしたり、あなたに催促の手間を取らせたりすることにもなる。前野氏は「忙しいから、というのは心情的には分かるが、だからといって守らなくていいという理由にはならない」と話す。

後でやろうと思わない、メモをとる

とはいえ、臨床の現場で、やらなければならないことが次から次へと発生する状況では、ついつい忘れてしまうことも多い。人は、同時に3つのことまでしか覚えられないという。その場では覚えているつもりでも、後からやるべきことがどんどん押し寄せてくると、いつの間にか記憶から押し出されてしまう。その結果、忘れてしまって、周囲に迷惑を掛けることになる。

それを防ぐ方法としては、言われたらできるだけ早くやること。「後でやろう」と思わずに、その場で処理してしまうことだ。

ただし、そうしようとしてもそれができないときもある。その場合には、目につくところにメモしておくようにする。繰り返しになるが、時間がたつと絶対に記憶から押し出され忘れてしまう。パソコンのデスクトップなどに、TO DOリストなどを作って書き込んでおくなど、必ず目に入るようにする仕組みで、期限を守るようにしよう。

先輩医師から一言

よく注意されます。重要です。
（30歳代病院勤務医、放射線科）

書類を早く提出しないとどんどんたまり、自分の首を絞めることになる。
（30歳代診療所勤務医、一般外科）

医者の仕事って、診療行為以外に面倒くさい業務が結構ありますが、患者や周りのスタッフに迷惑をかけてしまう行為は、結局自分にとってもマイナスになります。
（50歳代病院勤務医、一般内科）

事務から医師へ何度もお願いすることは遠慮等があってしにくいことなので、一度依頼があったら早めに対応した方が好印象を持たれて仕事がしやすくなる。
（40歳代病院勤務医、循環器内科）

とにかく、書類はため込まないことが一番です。「後で書こう」は自らの首を絞めるものだと肝に銘ずることが大切です。事務方や患者さんからの信頼にもつながります。
（60歳代病院勤務医、一般内科）

書類はいつか書かなければいけないし、早めに書くことで患者やスタッフからも喜ばれる。（30歳代病院勤務医、血液内科）

事務方から頼まれた書類は早めに提出しないと滞る。止めておいて良いことは何もない。（50歳代診療所勤務医、一般内科）

薬剤師からの疑義照会にいちいちムカつかない

診療中に、院外の薬局の薬剤師から電話が掛かってきて、「○○さんの薬ですが、○○が5gとなっていますが、5mgの間違いではありませんか」と言われ、「間違いだと分かっているなら、そちらで処理しておいてくれればいいのに」とイラついた経験はないだろうか。

薬局の薬剤師は、時々そんな一見、どうでもよさそうなことを聞いてくることがある。しかし、それには理由がある。まず、大前提として薬剤師には、医師の処方に疑義がある場合には調剤してはならないという、薬剤師法で定められた規定がある（第25条）。薬剤師は、何か疑問に思うことがあれば、それを解消せずに薬を患者に渡してはならないとされているのだ。

例えば、新しい薬が追加処方されている場合、薬剤師は患者に「新しい薬が出ていますが先生から何か聞かれていますか」などと聞いて、追加処方の理由を探る。患者が理解しておらず答えられなかった場合には、医師が間違えて処方した可能性があると考え、疑義照会（医師への処方に関する問い合わせ）を行うことになる。

薬局薬剤師は、処方箋に記載された情報以外は、患者から聞くしかない。最近は、地域医療ネットワークなどで患者のカルテ情報が分かるようなものがあったり、検査値が書かれた処方箋を発行する医療機関もあるが、基本的には薬局では患者の疾患名や検査値などは分からない。そのため、薬剤が追加になった場合などは、理由が分からないことも多い。

薬局薬剤師から薬の適応外使用に関して、何度も問い合わせがあり、辟易することもあるだろう。これについても理由がある。保険薬局では健康保険のルールに則るために、処方されている医薬品が薬価基準収載品目であり、医薬品医療機器等法の承認事項に則って処方されているかを確認しなければなら

表1 **保険薬局の薬剤師が確認すべきポイント**（「保険調剤の理解のために」より抜粋）

処方欄の確認

- 薬価基準収載医薬品（＝厚生労働大臣の定める医薬品）が記載されていること。〔療担規則第19条、薬担規則第9条〕
- 用法、用量が記載されているか。
- 投与期間の上限が設けられている医薬品の処方日数がその上限を超えていないか。
- 医薬品医療機器等法の承認内容（用法・用量、効能・効果等）と異なる内容となっていないか。
- 使用上の注意が守られているか。
- 重複投薬されていないか。

ないのだ**表1**。つまり、効能・効果や用法・用量、禁忌などについて、添付文書を逸脱している場合には疑義照会する必要があり、行わなければ薬剤師自身が疑義照会義務違反に問われる可能性がある。たとえ薬剤師が「おそらく書き間違えだろう」と思ったとしても、医師に確認したという証拠が必要となるのだ。

中には、嫌みな言い方で間違いを指摘してくる薬剤師もいるかもしれないが、薬剤師が電話をしてくるのは、医療安全のためだと言い聞かせて、できるだけ愛想よく答えるのが、大人の対応だ。

●参考資料

厚生労働省：保険調剤の理解のために（令和元年度版）

先輩医師から一言

医師はキャリアに関係なく、他の職種の方より、病院内で立場が上になっていることが多い。だからこそ、「みんな平等な立場である」と考えていることを態度で示しながら、お互いに協力しあうことが大切と思います。（50歳代病院勤務医、消化器外科）

疑義照会は、必要かどうか理解に苦しむものもありますが、分からないことは問い合わせできる関係性が望ましいと思うので、快く受けるようにしています。（40歳代病院勤務医、呼吸器内科）

誰に対してもいちいちムカつかないのは人間としてのマナー。（60歳代開業医、小児科）

他職種に対する敬意は絶対に忘れてはいけない。（60歳代開業医、一般内科）

薬剤師の意見を医師は聞かなすぎる。（60歳代病院勤務医、皮膚科）

099

他職種とうまくやるためのお作法④

お作法ランク B

ナースステーションへの土産は数を必ず確認

病棟に最も長くいて、現場を一番把握しているのは看護師だったりする。多くの情報を持ち、その意見が治療方針に大きな影響を与えることもある。医師の診療をサポートしてくれて、ちょっとした行き違いがあっても上手にフォロー。看護師を敵に回すような医師になってしまっては、日々の業務が立ち行かないことは目に見えている。意識して良好な関係性に保つように心掛けたい。

にもかかわらず、日経メディカル Onlineが看護師を対象に行った調査では、医師とのコミュニケーションについて「時々不満」と答えた看護師が7割に上り、「いつも不満」と答えた看護師も1割いた。自由意見では、「看護師の専門性を尊重し、話をする時間を確保してほしい」と訴える看護師が多かった。相手に敬意を払い、話を聞くことこそが、良好な関係を築くための第一歩いえそうだ。

加えて、ちょっとした配慮も忘れずに。忙しい1日の終わりには、「今日は大変だったね」「お疲れ様」といった声掛けを。日頃から感謝の気持ちを目に見える形で伝えることも大切だ。出張のときには、必ずナースステーションにお土産を買ってこよう。ただし、お土産は病棟の看護師全員分がないとトラブルの元になる。必ず人数分入ったものを買うように、くれぐれも気を付けたい。

参考資料

『医者のひみつ　日経メディカルCadetto愛蔵版』（日経BP、2015年）

先輩医師から一言

ナースステーションへの菓子折りは、毎回、結構気を使っています。
（20歳代病院勤務医、精神科）

看護師への貢物は大事。数はそろえておいた方がいいでしょう。
（30歳代診療所勤務医、総合診療科）

100

お作法ランク
B

「看護師さん」ではなく「〇〇さん」と呼ぶ

提案者 **鈴木 瞬** 氏（SNCメンタルヘルス・産業医事務所 代表）

看護師を呼ぶとき、「看護師さん、ちょっといいですか」などと呼びかけていないだろうか。チーム医療の重要性が言われるが、特に看護師との関係性をうまく作ることが、医師として働いていく上で大きなカギを握る。にもかかわらず、「看護師さん」などと呼びかけていては、関係構築への道のりは遠い。良好な関係を迅速につくるための秘訣は、まず相手をしっかり名前で呼ぶことだ。

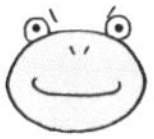

名前を覚えて名前で呼ぼう

「看護師さん」ではなく、「〇〇さん」と名前で呼ぶことは、その人を一人の人格として尊重しているというサインとなる。名前で呼ばれてうれしくない人はいない。ましてや、日々の小さな変化を観察するプロの看護師は、そのあたりの配慮ができる医師なのかどうかをよく見ている。「お、この先生は名前で呼んでくれているな！」となり、いい関係が作りやすくなる。

とはいえ、習慣がないと、名前を呼ぶのは案外難しい。慣れないうちは意識して、会話中に強引なくらい名前を入れるようにしよう。「この頓用指示、1日何回までですか」と聞かれたときに、「1日3回までです」とだけ答えるのではなく、「あー、〇〇さん、これは1日3回までです」といった具合だ。

表1 看護記録に共感を示す例

看護記録	日経太郎　68歳　男性
	S：「やっぱり硬いご飯は美味しいねえ」と笑顔で話す
あなた：	「○○さん、日経さん、ごはん美味しく食べているみたいですね」
看護師：	「そうなんですよー」（私の記録、読んでくれているんだ！）

表2 看護記録の隠されたメッセージを読み解く例

看護記録	日経太郎　68歳　男性
	S：奥さまが面会中に「説明は受けたけれど、やはりいろいろ心配で。正直、どうしたらいいのか分からないんです……」と涙を流していた
あなた：	「○○さん、日経さんの奥さんの件、看護記録を読んだのですが、どんな感じでしたか」
看護師：	「ありがとうございます。奥様も頭では分かっているんだけど、まだ気持ちの整理がついていないっていう印象でした」
あなた：	「うーん、そうか。指導医の先生と、今後のインフォームドコンセントについてもう一度相談してみます！」

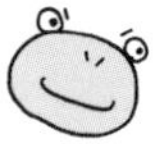

看護記録を読んでコメントしてみよう

看護記録をしっかり読むことも、看護師との関係性をつくる上ではポイントとなる。指導医の多くは忙し過ぎて、看護記録を隅々まで読むことは少ない。そこにフラストレーションを感じている看護師は結構多い。

看護師との関係構築のための読み方のポイントは、(1) 日々の看護に共感し承認すること、(2) 看護師から医師に向けた隠されたメッセージを読み解くこと──だ **表1、2**。

看護記録は、実は患者情報の宝庫だ。診察にも役立つことが多い。ぜひ、看護記録を熟読し、書かれた内容についてコメントしてみよう。

●参考資料

鈴木瞬、『研修医のための人生ライフ向上塾！』（日経BP、2019年）

「看護師さん」ではなく「〇〇さん」と名前で呼ぶのは人としての礼儀。仕事がしやすくなる。
（30歳代病院勤務医、循環器内科）

看護師さんの名前を覚えることは何より重要な業務。
（50歳代病院勤務医、一般内科）

新しい病院に赴任して、まずすることは、スタッフの名前を覚えることです。
（50歳代診療所勤務医、産科・婦人科）

名前で呼ばないと、近くに複数の看護師がいたら「誰に言っているの？」と戸惑うことになる。
（70歳代病院勤務医、一般内科）

やっぱり自分も名前で呼んでほしいと思うから。
（30歳代病院勤務医、病理科）

勤務している施設の関連する職員の名前くらい覚えろ。
（70歳代診療所勤務医、一般内科）

先輩医師から一言

看護師を名前で呼ばなかったことが原因で、インシデントにつながったことがある。
（30歳代病院勤務医、泌尿器科）

看護師さんを名前で呼ぶか、職名で呼ぶかで、その病棟で受け入れてもらえるかが決まります。（30歳代病院勤務医、小児科）

よく仲のいい看護師さんをあだ名で呼ぶ医師がいるが、あまりよろしくないと思う。あくまで看護師と医師は別の職種なので、お互いの職種を尊重する意味でも良くない。たまに医師だからといって、看護師を見下している人もいるので、そういう医師にはなりたくない。
（30歳代病院勤務医、心臓血管外科）

特に女性医師は、ただでさえ煙たがられるので、5年目くらいまでは下手に出て相手を尊重する態度がとても大切。
（30歳代病院勤務医、麻酔科）

看護師だけでなく、あらゆるコメディカルと仲良くしておくと仕事において有利だし、お互いに気持ちが良い。
（30歳代病院勤務医、消化器内科）

看護師さんの名前を覚えるのは常識！　特に1、2年目でローテーションが多い場合。看護師さんも、名前で呼ばれると気分が良いと思いますよ。　（30歳代開業医、総合診療科）

病棟の看護師さんの名前は2週間以内に覚えるように心掛けるとよいです。それも必ず師長さん、主任さんなど偉いヒトから。
（40歳代病院勤務医、脳神経内科）

101 他職種とうまくやるためのお作法⑥

お作法ランク C

スタッフとバトったら こちらから先に謝る

提案者 **鈴木 瞬**氏（SNCメンタルヘルス・産業医事務所 代表）

社会人になると、病院内での小さなトラブルはつきもの。つい、言い争いになってしまうこともある。しかし、職場内での小さなトラブルは、しこりが残り、人間関係がギクシャクしがちだ。ひいては、患者の治療にも影響を与えかねない。尾を引かないように、きちんと対応したい。そんなときの大人な対応の基本は「先に謝る！」だ。

そもそも人間関係のトラブルは、10：0でどちらかだけが悪いといったケースはほとんどない。多くが、5：5か6：4、もしくは7：3といった割合で双方に原因があるケースだ。

さすがに10：0とは思わないまでも、人間は自分に甘いので、だいたい「7：3で相手が悪い！」と思うのが普通だ。しかし、そう思うときはだいたい五分五分と考えていい。「まあお互い様だし、半々くらいかな」と思っているときは、3：7で自分に非がある可能性が濃厚だと認識した方がよいだろう。

子どものころ、幼稚園の先生に「2人とも『ごめんね』って言おうね」と言われたことがあるだろう。そして、先に謝った方が褒められたはずだ。とにかく先に謝る、が得策だ。

謝罪のタイミングは、2日以降3日以内が最適だ。有効な謝罪のためには、お互いがクールダウンする時間が必要だからだ。あまり早くに謝りにいくと、自分も相手もまだ興奮期にあり、かえって関係を悪化させることもある。

双方が空腹だったり、夜勤明けだったりしてコンディションが悪い場合も避けたい。いずれにしてもいったん寝かせて（寝て？）、落ち着いて話をすることが大切だ。

ただし3日以上寝かせてしまうと、忘却期に入り、「今さら謝るのはどうよ、相手も忘れているだろう」と自分に言い訳をし始めてしまう。相手も、「今さら謝られても……」となってしまうので注意が必要だ。

とはいえ、最善のタイミングというものは、トラブルの規模によってもちろん変わる。ただ、少なくとも相手が興奮期にないこと、そして空腹ではないことだけは確認して臨むことをオススメする。

謝罪内容は、「あのときは、すみませんでした」の一言で十分。いろいろと理由をこねるとかえって問題を蒸し返すことになるので注意したい。

どうしても、自分からの謝罪に釈然としない場合には、「これも患者さんのため、医学の発展のためなんだ、やむを得ない」と心の中でつぶやきながら……。

さあ、先に謝りましょう。

●参考資料

鈴木瞬、『研修医のための人生ライフ向上塾！』（日経BP、2019年）

先輩医師から一言

トラブルになったとき、真っ先に自分の非について謝る、というのは賢い方法です。
（40歳代病院勤務医、一般外科）

謝れる人間は器が大きく見え、信頼される。虚勢は張らない。
（40歳代病院勤務医、リウマチ科）

スタッフとバトったら、こちらから謝るべき。バトったことで、自分が診ている患者への関与を放棄するナースが実際にいる。（50歳代病院勤務医、消化器内科）

コメディカルとは頻繁にコミュニケーションをとる。敵に回してもいいことはない。悪いな、と思ったことはこちらから謝ることで、見直される。　（40歳代病院勤務医、緩和ケア科）

やっかいな相手には20%ルールで対応する

提案者 鈴木 瞬氏（SNCメンタルヘルス・産業医事務所 代表）

世の中には一定の割合で「絶対に分かり合えない人」が存在する。そんな「困ったさん」は、私の体験値では5%程度いると思える。

例えば、今担当している病棟に20人のスタッフがいるとすると、1人程度は困ったさんがいる計算になる（もちろん、その困ったさんが自分である可能性も捨て切れないが……）。

学生時代には、適当に無視をしておけばよかったが、医療チームのメンバーとなると話が別だ。全く無視してしまっては業務が回らない。そのときは、80%は関わらず、20%だけ関わる「心の20%ルール」をお勧めする。20%は、挨拶と医療のためのコミュニケーション。つまり、挨拶は必ずする、医療のためのコミュニケーションはきちんと行う（患者に不利益を絶対に被らせない）が、それ以外は関わらないというものだ。困った相手との付き合いは、これだけで構わないと割り切ることが大切だ。

さらにもう1つ、困ったさんとの対応で大切なのは、どちらが正しいかを考える「正誤感情」で考えず、どちらが自分にとって得かの「損得感情」で考えることだ。なぜ、困ったさんに私たちは困らされるのか。それは、困ったさんは、私たちの感情を揺さぶるプロだからだ。困ったさんに因縁をつけられると、人は「こいつ、マジふざけんなよ、どう考えたって俺が正しいだろう」とガンコおやじのようになるか、もしくは「またあの人に何かを言われたらどうしよう」「私が間違っているのかな」とおどおどしてしまい、最終的には、困ったさんに1日中頭の中全部を支配されてしまうという困った状態になる。

この感情が芽生えるのは、そもそも他者との関係を「正しい」か「間違えてい

図1 他者との関係を「正誤感情」で考えるか「損得感情」で考えるか

正誤感情とは

私が間違っているのか
相手が間違っているのか
この問題の正しい解決法は？

1日中頭の中を支配される

損得感情とは

この人に、これ以上自分の
資源（時間や労力）を割くのは
自分にとって得だろうか

いや損だ

関わると気持ちがネガティブに
なって損をするから、できるだけ
関わらないようにしよう

る」かの「正誤感情」でモノを考えているからだといえる。「どう考えたって俺が正しい」も「私が間違っているのかな」も「正誤感情」が基本となっている。しかし、絶対に分かり合えない困ったさんに正誤判断は、無意味だ。それどころかどんどん問題をややこしくしてしまう。

そんな相手とは、「損得感情」で関わり方を考えるとよい。損得感情は、私の造語だが、損得で人付き合いを考えることを指す。つまり、相手の言うことが正しいか正しくないかや、相手との間に起こった問題を正しく解決する方法を考えるのはやめて、「この人に、自分の資源（時間や労力）を割くのは得だろうか」という視点で考えるのだ。そうすれば、「関わると気持ちがネガティブになって損をするから、できるだけ関わらないようにしよう」と気付くはずだ。

正誤で考えて悶々とし続けず、損得で考えて、さっさと逃げましょう！

●参考資料

鈴木瞬、『研修医のための人生ライフ向上塾！』（日経BP、2019年）

先輩医師から一言

やっかいな同僚には深く関わらずに逃げる。関わってひどい目に遭った。最低の奴だった。
（50歳代診療所勤務医、皮膚科）

誤りを正そうなどと下手に関わればトラブルになって、自分自身も危うい立場になります。
（50歳代病院勤務医、一般外科）

103

他職種とうまくやるためのお作法⑧

お作法ランク C

私物の宅配便の届け先を病院にしない

リアル店舗に買い物に出掛ける時間もないので、最近はなんでもかんでもネットショッピングで済ますという一人暮らしのあなた。「家に帰るのが遅くなることも多くて、宅配便がもう1週間も受け取れていない。うちの家、宅配ボックスないし……」なんて、悩みがあるのではないだろうか。宅配便を受け取るためだけに早く帰るのもなんだし、悩ましいところだ。

そこで、あなたは所属する病院でネットで買った商品を受け取る、という作戦を思い付く。考えてみたら、ネットで買うモノの多くは、書籍など職場で使うものだ。受け取り場所を職場にしておけば、自分が忙しいときや席を外しているときでも、誰かが必ず受け取ってくれる。宅配便の業者が何度も再配達のために自宅に足を運ばなくて済む。しかも、段ボールや梱包材のゴミを職場で捨てられるのも便利だ——。

コンビニ受け取りにしてはいかが？

最近は一人暮らし世帯が増えており、宅配事業者が再配達を余儀なくされるケースが多く、それが配送スタッフの過重労働を招くなど、宅配便の再配達は社会問題化している。再配達を減らすために、職場での荷物の受け取りを奨励する声があるのも事実だ。しかし、全ての職場が私物の宅配便の受け取りをよしとしているわけではない。

よくよく考えてみてほしい。宅配便を受け取るのはおそらく受付・事務スタッフだろうが、彼らは、病院のためのスタッフであり、あなたの私物を受け取る作業が、本来の仕事ではないことは明白だ。

そもそも荷物を受け取る手間もかかるし、受け取ったらあなたに荷物が届いている旨の連絡をするか、医局まで運ぶなどしなければならない。1つひとつの作業に要する時間はわずかだろうが、「そもそも職員は仕事をしに来ているのであって、指揮命令者である院長のもとで就労している。荷物の持ち主に気を遣ったり、本人に代わって荷物を受け取るというのは、雇用契約にも就業規則にも定めがない余計な業務」と社会保険労務士の服部英治氏（社会保険労務士法人名南経営、株式会社名南経営コンサルティング）は自身のコラムの中で指摘している[1)]。

梱包材の廃棄についても、通常、医療機関の廃棄物は、回収業者に有償で回収しに来てもらっている。個人のゴミを出すのは筋が違う。これが許容されるのであれば、家庭の廃棄物を職場に持ってきて捨てることも認められるということになってしまう。

さらに、医療機関が配送先として通信販売会社に登録されると、その医師が退職しても医療機関にダイレクトメールが届き続けることがある。

再配達の問題に対しては、休みの日などに時間指定で配達してもらうようにすれば解消できるだろう。また商品によっては、コンビニエンスストアなどで受け取る方法もある。コンビニであれば、夜中や朝早くても自分の都合のよい時間に取りに行ける。

私物の配達先を病院にすることは、施設によっては認めている場合もあるだろうが、本来は控えるべきであることを知っておこう。

●参考資料

日経メディカル Online：院長を悩ます職員トラブル大研究◎私物の宅配便を勤務先に送付させるのはNG？（2020/03/10）

先輩医師から一言

病院のコンビニ受け取りがオススメ。（30歳代病院勤務医、病理科）

以前、ネット通販で購入した私物を病院受け取りにしていた同僚がいました。ものすごく迷惑なので、複数人がやんわりと注意したところ、逆切れされ、大変でした。まさしく、困ったちゃん状態でした。荷物は自宅で受け取りましょう。　（50歳代病院勤務医、精神科）

104

お作法ランク A

ニオイには気を付ける

診察時には、患者と近い距離で顔をつきあわせて話をすることになる。聴診する際にはさらに近づくことになる。そんなときに気になるのがニオイだ。ある調査によると、他人のニオイが気になったことが「ある」という人は、実に98％にも上るという。

しかし、他人のニオイには敏感な人でも、自分のニオイには案外、無頓着だったりするもの。自分では気付かないうちに、患者や周りに不快な思いをさせているかもしれないので、気を付けたい。

今のご時世、特に医療職であれば、たばこのニオイはご法度だ。自分が吸っていなくても、飲食店などで他人の吸うたばこのニオイが移ることがある。服のニオイにも気を配りたい。

ニオイは自分では気付かない

口臭にも要注意だ。午後の外来であれば、昼食後に必ず歯を磨くようにするなど、患者の前に出るときには配慮したい。口臭の原因には「歯周病」が関与していることも多い。定期的な歯科受診で歯の健康を守ることも、ニオイ対策には有用だ。

また、前日の食事にも注意したい。ニンニクをたくさん食べて、翌朝の診療に影響が出ることも。ニンニクを思う存分食べるのは休日の前だけにしておくなど、配慮が必要だ。

夏場は汗のニオイも気になる。疲れやストレスが溜まると汗のニオイがより強くなるともいわれている。シャワーを浴びるなどができない場合には、デオドラントシートでぬぐうなどして、ニオイの発生を防ぎたい。当直明けなどは特に気を付けよう。

ほかに、女性なら香水、男性では整髪料のニオイも注意が必要だ。抗癌剤治療を受けている患者などでは、ニオイで吐き気が誘発されることもある。

また、ニオイに対する好みは人それぞれだ。自分の好みのニオイでも、他の人にとっては不快に感じることもある。ニオイは慣れてくるので、自分では気付かないうちに香水を多めに使ってしまい、いつの間にか周りに迷惑をかけていることもある。

最近では、化粧品やシャンプー、衣類の洗剤などでもニオイの強いものがある。できるだけ無臭のものを選ぶなど、くれぐれも注意したい。

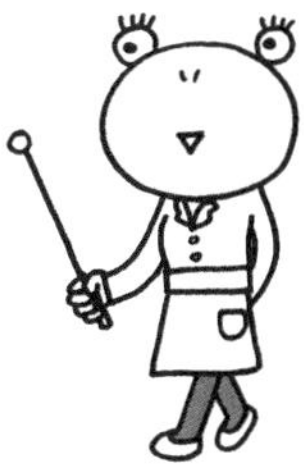

●参考資料

『医者のひみつ　日経メディカルCadetto愛蔵版』（日経BP、2015年）

先輩医師から一言

ニオイ（一般的には好ましい香りも含む）は目をつぶっても入ってくるので控えめにしてほしい。
（60歳代診療所勤務医、一般内科）

特にニンニク、きつい香水はどんな職場でもどうかと思う。
（60歳代診療所勤務医、泌尿器科）

香水に限らず、体調が悪いと化粧品一般のニオイが気になることが多いので、自分のニオイに注意するべきである。
（50歳代病院勤務医、産科・婦人科）

105

見た目のお作法②

お作法ランク B

短すぎるスカートはNG、化粧は薄めに

医師の身だしなみは、医療安全や感染防止という観点を第一に考え、診療の妨げにならないこと、清潔であることが大切だ。また、社会人として、人に不快感を与えない格好であることも重視したい。

まず、服装について。医師は特に規定がなく、自由にしていいという病院は少なくない。私服に白衣を羽織るという人もいるだろうが、女性の場合、どんなに美脚の持ち主であっても大門未知子のようなミニスカートは避けたい。また、胸元が開き過ぎた服にも注意だ。処置のときに、中が見えてしまうこともあり、周りをドキドキさせ、患者からのセクハラを誘発してしまうことにもなりかねない。露出度は低く、動きやすい服装がベターだ。

金髪や茶髪など派手な髪色は社会人としては控えるべきだろう。金髪の医師が突然出てきたら患者はきっと驚く。いい印象を持たない人もいるだろうし、病院や医療に対する信頼感や安心感を損なうことにもなりかねない。

女性の長い髪は処置の際に邪魔になるのでまとめる。髪をかき上げる姿は普段は女性らしさを演出できるが、患者を前にした職場では不向きだ。不快に思われることもあるし、パラパラ落ちてこようものなら、衛生的にも問題だ。

接遇に厳しい医療機関では、毛髪の色のグラデーションカラーサンプルで「ここまでOKだが、ここからNG」と決められていることもあるとか。看護師長や事務長クラスから個別に「先生、髪の色をもう少し暗めに」と注意されたり、髪はしっかりまとまっているか、髪の毛を束ねるゴムやバレッタが派手ではないかなどをチェックされる職場もあるようだ。

爪は、短く清潔に。長い爪は診察の邪魔になるだけでなく感染源にもなる。ネイルアートは否定的な意見が多く、長い爪やストーンが乗ったネイルはもってのほかだ。

勘違いケバ美先生

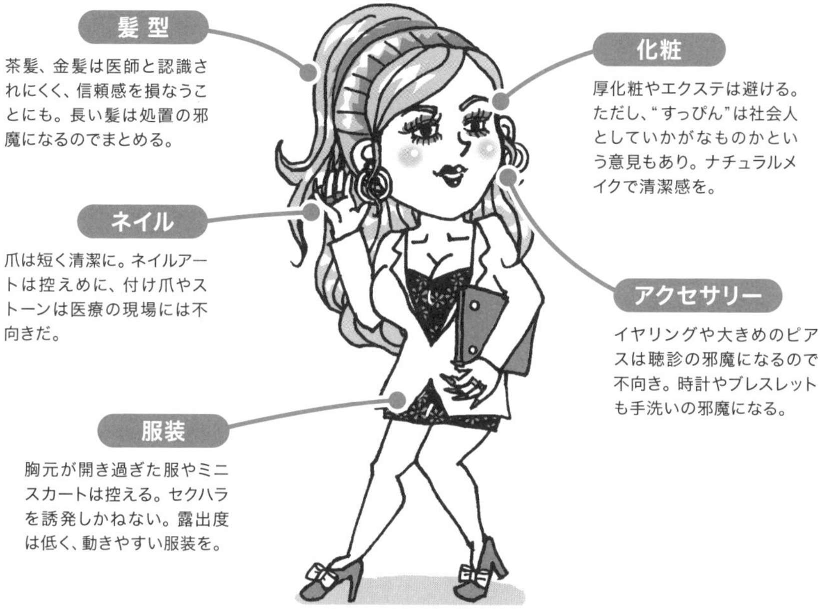

アクセサリー類は、診療の邪魔になる上に、これもまた感染源になりがちだ。腕時計は手洗いの邪魔になるので、禁止されている病院も。ピアスに関しては、シンプルなデザインであれば許容されることも多いが、イヤリングは落とす可能性があり、聴診器に当たるので不向きだ。

厚化粧やエクステなどは避けた方が無難。ただし、“すっぴん”は「社会人としていかがなものか」という指摘もある。清潔感のあるメイクを心掛けたい。

●参考資料

1）『医者のひみつ　日経メディカルCadetto愛蔵版』（日経BP、2015年）

2）日経メディカル Online：原田文子の「レッツ ENJOYライフ」◎女性医師と身だしなみ（2016/03/08）

106

見た目のお作法③

お作法ランク B

いざ！というときに走れる靴を履く

「コードブルー、コードブルー、救命室まで！」

院内にそんな全館放送が響き渡ったときには、全員、できるだけ早く指定の場所まで駆け付けなければならない。それほどの超緊急事案でなくとも、研修医たるもの看護師のコールには素早く対応すべしだし、指導医が「物品が足りない」とつぶやいたなら急いで取りに行く必要があるだろう。ほかにも泥酔して大暴れする患者を取り押さえたり、はたまた認知症患者が病院を抜け出したときには、探し回らなければならない。

そんな場面で、サンダル履きでパタパタ、パタパタ……は、いただけない。慌てた揚げ句にサンダルが脱げてしまったり、その拍子にすっ転んでしまった日には、後々まで語り草にされかねない。

医師は、どんな緊急事態にもベストな状態で対応できることが大切だ。そのために、足元はしっかりホールドされた履物で、機敏に、軽快に動けるようにしておこう。もちろん、ヒールの高い靴もNGだ。

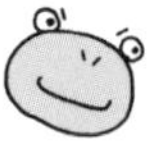

ホールド感のある履物を選ぶ

さらに、うっかり針を落としたときにも安全な、足を保護する履物であること、足音が響かないといった点にも留意したい。当直時、静まった病棟でコツコツと音を響き立たせては嫌がられること間違いなし、だ。

では、具体的にはどのような履物がよいのか。救急医の薬師寺泰匡氏（薬師寺慈恵病院）は「病院では医療用クロックスを履いています」と言う。その理由は「立ち仕事が続くと足が痛くなるが、このタイプの靴は軽くて疲れないから」

だ。通常のクロックスには穴が開いていて、注射器などの落下による感染防御上、問題があるとされるが、医療用のものは穴が開いていない。また、クロックスといえば、以前スウェーデンで、これを履いていたところ静電気を過剰に帯電してしまい、精密機器に影響を与えたということで禁止令を出した病院もあったという。しかし、最近販売されている医療用のものは、静電気を放電できるよう、踵の部分に別素材が使用されているという。

クロックスのオフィシャルホームページをのぞくと、「医療現場で働くドクターやナースなど医療従事者に『疲れにくさ』と『安全性』を提供する医療用ワークシューズ」と紹介されている。その特徴として、

- 降りかかる水滴や薬品などの浸入を防ぎながら通気性を保持
- 厚みのあるアッパーが落下物から足を保護
- 硬い床面での長時間の仕事による疲労を軽減
- 汚れても丸洗いが可能であるため、シューズを清潔に保つ（中性洗剤の使用可）
- サンダルタイプで脱ぎ履きが簡単

などが示されている。

ただし、「素材が特殊なせいか、やたら床に引っかかってコケそうになるんですよね……」と薬師寺氏。クロックスを愛用する場合は、病棟の何もないところでつまずいてコケないように気を付けたい。

参考資料

1） 日経メディカル Online：薬師寺泰匡の「だから救急はおもしろいんよ」◎感染と静電気に配慮したコケやすいあの靴（2016/03/17）

2） クロックス公式ホームページ https://www.crocs.co.jp/

先輩医師から一言

かかとはあった方が良いが、急いで脱がなければならない場合もある。
（50歳代病院勤務医、脳神経外科）

いざというときに走れる靴を履いておく。クロックスは買わないようにしている。
（20歳代病院勤務医、初期研修医）

精神科で脱走する患者さんを追いかけて院外に行く羽目になることもあるため。
（30歳代病院勤務医、精神科）

107

見た目のお作法④

お作法ランク C

医師の服装は
ネクタイに白衣が基本

「人は見た目じゃない」とか「結局は、人となりであって格好じゃない」といったことがよく言われる。しかし、社会人となればそう言ってもいられない。特に医師は、患者やその家族、多職種から信頼や信用を得る必要がある職種だ。信頼や信用は安心につながるが、その信頼や信用は服装と少なからず関連がありそうということになれば、日々の服装も考える必要があるだろう。

患者の信頼感や信用度に医師の服装がどのような影響を与えるかを調べた研究がある（Rehman SU,et al. Am J Med.2005;118:1279-86.）。内科外来診療所の待合室にいる人を対象に、白衣、スクラブ、ビジネスウェア、カジュアルウェアの4つの異なる服装をした医師の写真を見せてアンケートを取っている。好みだけでなく、込み入った問題を相談しやすいと感じたり、信頼するのにふさわしいと思う服装はどれかといった質問もなされている。

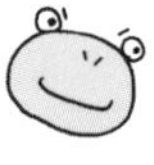

ネクタイは衛生面で難あり

結果、回答者の76.3％と明らかに多くの人が、医師の服装として白衣を好んでいた。次いでスクラブ（10.2％）、ビジネスウェア（8.8％）、カジュアルウェア（4.7％）だった。特に、社会的、性的、精神的問題については、より専門家的な装い（フォーマルな格好に白衣）の医師と、より共有したいという結果だった。

とはいえ、ネクタイや白衣に関する衛生上の問題も指摘されている。ネクタイを頻繁に洗う人はあまりおらず、MRSAをはじめとする種々の菌の培地になることが分かっているからだ（Dixon M. Intensive Care Medl 2000;26:250.）。白衣も同様に汚染されていることが示唆されている（Lopez P J. Am J Infect

Control 2009;37:79–80.)。

白衣は座ったときに裾を椅子のキャスターに挟んだりして汚れることもある。機能性も清潔感も悪い。処置する際の機動性にも欠けるという声も多い。

特に、救急医では白衣は邪魔になるという人が少なくない。救急医の薬師寺泰匡氏（薬師寺慈恵病院）もその一人。「医師になってからはほぼスクラブ。白衣を着なくなった。救急外来や病棟で処置するときに結局脱ぐので邪魔になる。脱がずに白衣を着たまま処置したら不潔だから」と話す。スクラブなら動きやすいし、きちんと洗濯していれば感染管理上もいいというわけだ。

さらに、「最近では救急外来のスタッフはスクラブを着る人が増えてきた印象。救急外来で白衣にネクタイの医師が出てきたら、違和感を覚える人もいるかもしれない」とも話す。

ただし、人によっては「作業着であるスクラブで患者の前に出るのはどうかと思う」「ものによってはだらしない印象を与える」といった意見もある。院内での仕事着においても、TPOを考える必要がありそうだ。

●参考資料

日経メディカル Online：薬師寺泰匡の「だから救急はおもしろいんよ」◎医師の服装、好感度No.1は○○（2015/04/02）

先輩医師から一言

ネクタイは院内感染防止対策委員長になってからやめた。
（50歳代病院勤務医、一般内科）

白衣が汚れてもそのまま着ている研修医をよく見かけた。洗濯にはマメに出すこと。
（60歳代病院勤務医、泌尿器科）

外来では患者さんや家族が「医師らしい」と考えているような服装が必要で、男性の場合はネクタイが必須である。
（60歳代病院勤務医、消化器外科）

手を洗う回数が非常に多いので、長そでの白衣はあまりお勧めしません。半袖のケーシーで良いのでは？
（50歳代病院勤務医、一般内科）

スクラブが標準となりつつありますが、やはり外来診療はネクタイと白衣が良いと思います。
（50歳代病院勤務医、皮膚科）

108

見た目のお作法⑤

お作法ランク A

どの患者さんも不快に思わない格好をする

提案者 **前野 哲博**氏（筑波大学附属病院副病院長）

身なりを整えなさい。そう言われて、「自分はきちんと整えているから大丈夫」と思う人は多いだろう。しかし、指導医養成講習会などでは、多くの指導医から「研修医の身なりができていない」という嘆きの声が聞こえてくる。こうしたギャップが生じるのは、「きちんと」の基準が人によって異なるからだ。

では、何を基準とすべきか。答えは単純明快、「患者さんが不快に思わないこと」だ。医師の身なりに関する認識は時代とともに変化し、年代によって受容の程度が異なるため、どの年代の人が見ても問題ない服装であることが大切だ。特に、ジェネレーションギャップの大きい高齢者に不快感を与えないことを判断の目安にするとよいだろう。

身なりで不快な感情を与えると、自分にとっても不利になる。腕があれば信頼を取り戻せる可能性があるが、知識もスキルも乏しいと、身なりで損をするとリカバリーが大変だ。職場は、身なりで自己表現する場ではない。全ての人に受け入れられる身なりを心掛けよう。

表 こんな身なりは患者に不快感を与える恐れがある

- □ 半袖のスクラブの下に長袖のシャツを着ている
- □ カジュアルすぎる服の上から白衣を着ている（T シャツ、スウェット、パーカー、ジーパン、ジャージなど）
- □ ヨレヨレの白衣を着ている。白衣の前を開けている
- □ くるぶしまでしかない靴下を履いている（裸足に見える）
- □ 靴のかかとを履きつぶして履いている

109

学会でのお作法①

お作法ランク A

時間はオーバーしない。スライドはシンプルに

学会発表では、なんといっても「発表時間を守ること」が重要だ。発表時間は自分に割り当てられた時間ではあるが、参加している全員の時間でもある。もし、あなたが持ち時間をオーバーして話をしてしまったら、他の人の発表時間が短くなってしまうし、質疑応答の時間が短くなって、質問をしようとしていた聴衆に迷惑をかけることにもなるかもしれない。

時間をオーバーした発表は、見ている人からの自分の評価を下げることにもつながる。事前に、十分準備しておくことはもちろんだが、万一、オーバーしそうであれば、言いたいことを端折ってでも終えるくらいの心構えが必要だ。

一方、発表に用いるスライドは、あなたの話を視覚的にサポートするためにあるという認識が必要だ。聴衆が見たときに分かりやすいことを最優先する。

よくあるNGスライドの例が、発表内容の読み原稿をほとんどそのまま書いたもの。そうなると、文字が小さくて、聴衆からはとても読めたものではない。

正しいスライドは、話している内容が一言でまとまっており、言いたいことが伝わりやすい、シンプルでメリハリのあるもの。慣れないうちは、早めに同僚や指導医に見せて、見栄えをチェックしてもらうようにするとよいだろう。

発表本番は、落ち着いて、できるだけ聴衆を見ながら話をしたい。手元の原稿を読むだけの“朗読”にならないように気を付けよう。

先輩医師から一言

学会発表は時間オーバーしないように注意する。質問時間をある程度設けて、時間厳守するのがマナー。心掛けるべきだと思います。
（40歳代病院勤務医、呼吸器内科）

持ち時間をオーバーした学会発表は、既に発表ではありません。
（30歳代診療所勤務医、腎臓内科）

110

学会でのお作法②

お作法ランク A

学会発表のときは個人情報を匿名化する

提案者 **小川 敏治** 氏（公益社団法人日本医業経営コンサルタント協会 総務委員）

患者情報の取り扱いに十分な配慮が必要であることは言うまでもないが、医師は、学会や勉強会などで患者情報を扱うことも少なくない。その際の留意点について、きちんと押さえておこう。

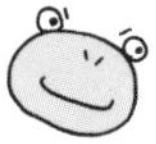

匿名化すれば患者の同意なしに症例報告可能

個人情報保護法第23条では、あらかじめ本人の同意を得ないで、個人データを第三者に提供することは、原則禁止している。ただし、患者情報については、氏名、生年月日、住所などを消去することで匿名化されるとしている。つまり、氏名など特定の個人を識別できる情報を消去し匿名化することで、学会で症例報告する際などに利用することが可能となる。

ただし、例えば患者数が少ない疾患の症例や、顔の写真を供覧する場合には、氏名などを消去したとしても個人を識別（特定）できてしまう場合がある。このように十分な匿名化が困難な場合は「個人情報」に該当するため、学会などで症例発表する際には本人の同意を得なければならない。

なお、個人情報保護法第76条では、「大学その他の学術研究を目的とする機関などが、学術研究の用に供する目的をその全部または一部として個人情報を取り扱う場合については、法による義務等の規定は適用しない」としている。憲法上の基本的人権である「学問の自由」の保障への配慮からだ。ただし、これらの場合においても、自主的に個人情報の適正な取り扱いを確保するための措置を講ずることが求められる。また、学会発表等が学術研究の一環として行われる場合には、学会等関係団体が定める指針に従うこととなる。

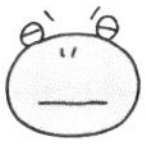

院内カンファなら匿名化は不要だが…

では、院内で行われる症例研究会（カンファレンス）についてはどうだろうか。同一事業者内における情報提供は第三者提供には該当しないので問題ないが、利用目的として「院内で行う症例研究会での利用」を院内掲示などにより公表しておく必要がある。この掲示がなされていない場合には、具体的な利用方法について、本人の同意を得る必要がある。

原則、院内の症例研究会だが、ゲストとして他院の職員が参加するといった場合には、患者の個人情報を「第三者提供」することになるため、院内掲示などで利用目的として「院内で行う症例研究会への利用」を公表していたとしても、患者から第三者提供の同意を得なければならない。

もっとも、この場合も、個人が識別可能な情報（他の情報と容易に照合することができ、それにより特定の個人を識別し得るものを含む）を消去し、個人を識別できない状態で利用するのであれば「個人情報」に該当しないことから、本人の同意を得ることなく症例研究に利用することができる。

●参考資料

1）厚生労働省：「医療・介護関係事業者における個人情報の適切な取扱いのためのガイダンス」（2017年）

2）厚生労働省：「医療・介護関係事業者における個人情報の適切な取扱いのためのガイダンス」に関するQ&A（事例集）（2017年）

3）日経メディカル Online：特集◎これってコンプライアンス違反？《5》 個人情報保護「知らなかった」では済まない患者情報の扱い方（2018/12/27）

先輩医師から一言

画像で個人を特定できる名前、IDなどの情報を削除するのを忘れないようにする。
（50歳代開業医、病理科）

うっかり忘れることがあるので、要注意。
（40歳代病院勤務医、小児科）

111

学会でのお作法③

お作法ランク A

学会で質問するときには まず所属と名前を言う

「学会、研究会、院内カンファレンスなど、誰かの発表や講演を聞く機会があったら必ず質問しろと研修医時代にオーベンに言われて以来、実践している。それが大きな力になった」と白髭内科医院（長崎市）院長の白髭豊氏。「必ず質問する」と決めておけば、おのずと発表内容を真剣に聞くようになるし、疑問点を考えながら聞くことで、より集中して話を聞くようになるため、理解が飛躍的にアップするという。

また、大勢の前で質問すれば度胸がつく。さらに周囲へのアピールにもなり、他院の医師とのコネクションができたり、エラい先生の目に止まることにもなる。

「最初は苦痛でも、何度か繰り返すうちに、いつの間にか自然に手が挙がるようになる」と白髭氏は言う。若いうちから習慣化しておくことが肝心だ。

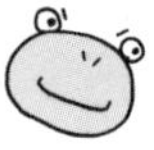

質問時間はみんなのものと心得よ

質問時には、最初に所属と名を名乗る。そして、「貴重なご発表、ありがとうございました」などと発表者に感謝の意を伝えると丁寧だ。もっとも、他の人が先に質問をしていて、お礼を述べている場合には、何度も聞かされるのは「うっとうしい」という意見もあるので、その場の雰囲気で割愛してもよいだろう。

質問は、「1つに絞ってシンプルに手短に話すことが大切」と筑波大学附属病院副病院長の前野哲博氏。質疑応答の時間は、あなた一人のものではない。限られた貴重な時間を独り占めするのはマナー違反だ。だらだらと冗長な質問は避け、要点を絞った簡潔でスマートな質問を心掛けたい。

また、「その講演に関係する質問をするのが礼儀」（前野氏）だ。例えば厚生労働省の人が「医師の働き方改革」をテーマに講演をした場合に、新型コロナウイルス肺炎のことを質問してはいけない。どんなに今、あなたが関心を持っていて聞きたいと思っていたとしてもだ。

同様に、その分野の専門家に、テーマと全く関係のない臨床相談を始めるのもNGだ。自分の知識をひけらかしたり、自説を延々と展開したりするのも、演者に対して失礼だし、他の聴衆の迷惑になる。

質問意図を把握して的確な返答を

逆に、あなたが発表者だった場合には、質問を受けたら、まず質問者に対して「ご質問ありがとうございます」などの謝辞を述べる。

一概には答えられないような質問は、説明が長くなりがちだが、そうした場合にはまず簡潔に一言で答えるように心掛ける。「一概には言えませんが、基本的にはその通りです」「エビデンスはありませんが、印象としてはその通りだと思います」といった具合だ。そこから、必要に応じて補足の説明をする。詳細な説明から入ってしまうと、結局何が言いたいのかが伝わりにくくなってしまうからだ。

質問の意図が分からない場合は、恐れずに、「その質問は○○ということでしょうか」と聞き返してもいい。「すみません、質問がよく分からなかったので、もう一度お願いできますか」と素直に聞くのもいいだろう。確認せずにトンチンカンな答えにならないよう、気を付けたい。

●参考資料

日経メディカルCadetto：特集◎私の勉強法（2006年冬号）

先輩医師から一言

学会や講演会の質問で、むしろ何度も同じお礼などを言うのは時間の無駄である。
（50歳代病院勤務医、一般内科）

名前と所属のみで、すぐ質問本題に入るべき。質問者一人一人が毎回「貴重なご発表ありがとうございました」などと言うのは、時間の無駄であり、聞いている方は非常にうっとうしい。
（50歳代診療所勤務医、小児科）

112

学会でのお作法④

お作法ランク B

発表しなくても学会にはスーツで

病院で白衣などに着替えるため、普段は服装にはあまり頓着しないという人も多いだろう。だが、学会に参加する場合にはそういうわけにもいかない。どのような服装で参加すべきだろうか。

医学系以外の学会や、医学系であっても海外の学会では、比較的カジュアルな服装での参加が多い。しかし、日本の医学系の学会では、暗黙のドレスコードのようなものがあり、大多数がスーツか、それに準じるフォーマルな格好で参加している。学会にもよるが、スーツ以外の服装の参加者は少数派で、それらの人々もジャケットを着用していることがほとんどだ。

とはいえ最近は、日本の医学系の学会でも、何が何でもスーツという感じが少なくなりつつあるのも事実。クールビズがいわれるようになって、夏場に開催される集会を中心に少しずつ”ドレスコード”が緩んできている印象がある。

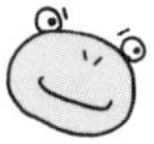

どの学会でも”浮かない”服装は？

では、具体的には何を着るべきか。もし、あなたが発表者であれば、迷わずスーツだろう。しかし、発表なしの参加者となると、スーツでなくてもいいのではないか、という気にもなる。

だが、あえてここは「参加するだけでもスーツ」をお勧めしたい。過去に参加したことがあり、カジュアルな服装の人が多い学会であることが分かっているならいざしらず、初めて参加する学会であれば、迷ったらスーツだ。スーツ着用率は学会によって異なるが、日本の医学系学会であればスーツさえ着ていれば、まず“浮く”ことはないからだ。学会場で、あえてファッションで挑む！というのであれば別だが、浮かないことを目的とするならば、断然スーツだ。

学会では、憧れのエラい先生と話す機会があったり、学生時代の恩師に出会うこともある。エラい人がきっちりスーツにネクタイ姿なのに、ラフな格好をしていては少し気まずい。学会は一種の社交の場だ。服装に対する感覚が世代によって異なるのは日常生活でもしばしば経験される。優先すべきは、年齢が上の先生方に「失礼な服装」と感じさせないことではないだろうか。

スーツ着用率が低い学会だと事前に分かっている場合は、必ずしもスーツではなく、スマートカジュアル、男性ならいわゆるジャケパン（ジャケットにパンツ）、女性はワンピースにジャケットといった服装もありだろう。ただし、キチンと感のある、場の雰囲気を壊さないような格好での参加が望まれる。もちろん、デニムや短パン、タンクトップ、裸足にサンダルはNGだ。

●参考資料

1） 日経メディカル Online：倉原優の「こちら呼吸器病棟」◎学会はスーツで行くべきなのか（2018/08/17）

2） 日経メディカル Online：薬師寺泰匡の「だから救急はおもしろいんよ」◎はじめてのこくさいがっかい（2015/11/19）

先輩医師から一言

今の時代、発表者でもカジュアルでいいんじゃないかと思う。
（60歳代病院勤務医、精神科）

演題を聞くときの演者に対する礼儀だと思います。自分よりも年配の演者も多いので。
（50歳代病院勤務医、脳神経外科）

認定医試験の際、責任者である先生が「人を見る試験なので、ネクタイをしていない人は、それだけで不合格となる可能性がある」とおっしゃっていた。自分もそれに賛同する。
（50歳代病院勤務医、一般外科）

「学会は必ずスーツで」には、違和感を覚えます。現在では超高級ホテルにデニムで行っても断られることはありません。
（50歳代病院勤務医、循環器内科）

発表者、座長でなければスーツでなくてもよいですが、最低限ジャケット＆スラックスくらいにしましょう。
（60歳代病院勤務医、泌尿器科）

学会発表のスライドに新聞記事を無断で使用してもよい場合がある

提案者 **服部 誠**氏（弁護士、弁理士／阿部・井窪・片山法律事務所パートナー）

学会発表の際、他の研究者による実験データや書籍にあるグラフを活用したり、新聞記事を貼り付けてもいいものだろうか。

結論から言うと、発表の目的に照らして必要な範囲の引用であれば認められる。ただし、商業利用の場合にはより注意が必要だ。

引用は、著作権法32条で認められた権利であり、公表された著作物は、公正な慣行に合致しており、批評や研究の目的上正当な範囲内ならば、許諾を得なくても自由に論文で引用することができる。

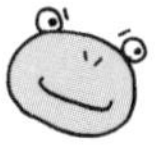

出典を明記、引用される部分が「従」であること

引用する際に注意したいのは、出典を明らかにして引用であることを明示することだ。また、自分の文章が「主」であり、引用される文章が「従」であることを満たしているかにも気を付けたい。主・従というのは、分量のバランスだけでなく、質的にも求められる。自分の論旨に導くため、あるいは自分の論旨を説明するために「従」として使っているかどうかがポイントだ。主従が逆転している場合には、引用とみなされない場合がある。

引用する必要性があるかどうかも重要だ。例えば、学会発表の際に、話の流れの中で解説する必要のある写真や記事の切り抜きを使うのであれば基本的に問題ないが、ただ「おもしろおかしく」するために漫画のキャラクターを勝手に使ったりするとアウトになる可能性がある。

また、判例があるわけではないが、プレゼンテーション中の1枚のスライドに他の著作物が大きく掲載されているような場合は注意が必要だ。その1枚のスライド単体だけで評価されると、他の著作物が「主」となってしまう可能性がある。そういう場合には、スライドに通し番号を振ったり、ハンズアウトの配布時にステープラーで留めておく方がよい。それが1枚だけのスライドではなく、プレゼン資料全体の一部であることを表現できれば、プレゼンテーション全体として「引用」の要件を満たしているかどうかを判断してもらえると考えられるからだ。

講演料が高いときには引用にならない！？

講演するシチュエーションにも注意したい。著作権法では、基本的な考え方として、「著作権を持っている人とそれを利用する人の利益のバランス」を重視しているからだ。

例えば、企業が主催する講演会に登壇する際など、プレゼンテーションを行うことで演者がまとまった収入を得られる（利用者の利益が大きい）場合には、「引用」と見なされるかどうかを、より厳格に判断した方がよいだろう。

実際、私が製薬企業が主催する講演会のプレゼンテーション資料をチェックしてほしいと相談を受けた際には、資料に含まれる漫画のキャラクターなどは外すようにアドバイスしている。

●参考資料

1）日経メディカルOnline：特集◎これってコンプライアンス違反？《1》著作権　医師がやってしまいがちな著作権違反に注意（2018/11/29）

2）服部誠、『医療従事者のギモンに答える！　トラブルに巻き込まれない著作権のキホン』（南山堂、2018年）

114

学会でのお作法⑥

お作法ランク C

自分の論文であっても流用は避ける

提案者 **服部 誠**氏（弁護士、弁理士／阿部・井窪・片山法律事務所パートナー）

自己剽窃（ひょうせつ）とは、自分が過去に書いた原稿やデータの全部、あるいは一部を、別の原稿の中に引用という形を取らずにそのまま流用してしまうこと。これは、先に出した論文の出版社の権利に抵触することに加えて、出版元が二重投稿を禁止していれば、論文が撤回されるだけでなく、その後一定期間、論文投稿できなくなる恐れがある。

法的に明確なルールがあるわけではないが、自己剽窃とならないためには、出典を明示するなどして過去に書いた論文からの引用部分がどこかを示す必要がある。加えて、その論文に、新しい学術的な価値があることが必要だ。

特に2つの論文に大幅な重複があり、著作権法32条の「引用」が認められるかどうか疑わしい場合には、論文を投稿する際、両方の雑誌の発行者に説明し、了解を得ておくべきだ。例えば、研究対象のn数を増やして別の雑誌に結果を発表する場合には、元の雑誌社の許可を得た上で、新たに発表する雑誌社の判断を仰ぐ形となる。二重投稿や自己剽窃について判断するのは学会や出版社の査読委員会（最終的には裁判所）となる。

また、例えば英語が得意でないからといって、序論の部分は過去のものをそのまま使って必要な部分だけを変えるというのも危険。著作権を評価する場合、まとまりのある一部分だけでも著作物として扱われる。部分的な「再利用」を行いたければ、原則として元の投稿先（出版社）から許諾を得る必要がある。

●参考資料

日経メディカル Online：特集◎これってコンプライアンス違反？《1》著作権 医師がやってしまいがちな著作権違反に注意（2018/11/29）

115

宴会のお作法①

お作法ランク A

緊急呼び出しがありそうな日は酒を飲まない

当直やオンコールに当たっていないにもかかわらず、いい気分で飲んでいるときに緊急の呼び出しが……。そんなとき、どうするか。

日経メディカル Onlineの調査では、月に数回以上飲酒する医師2967人のうち34.0％が「基本的には断るが、緊急の場合には応じるかもしれない」と回答。「酩酊の程度が軽ければ要請に応じる」の22.4％と合わせると、飲酒していても応じる可能性がある人は半数程度だった。一方、「自分が診療する可能性があるときは飲酒しない」は22.2％、「絶対に断る」は16.9％だった。

この調査には、医師4100人が回答したが、毎日飲む14.9％、週5〜6回13.8％、週3〜4回13.5％、週1〜2回14.9％、月1〜3回15.4％、飲酒はやめた4.3％、ほとんど飲まない・飲めない23.3％だった。

飲酒をした状態での診療について、「絶対に断る」と回答した医師からは、自由意見として「結果が悪ければ飲酒のせいにされるので、断固拒否する」「飲酒で判断力が鈍っている状態で診察するべきではない」という声が目立った。

現状では、法的には飲酒中の医療行為を禁止する根拠はなく、医師の判断に任されている。禁酒までするかどうかはともかく、その晩に診療する可能性があるかどうかを検討し、飲酒量をセーブするのが現実的な対応だろう。

●参考資料

日経メディカル Online：医師4100人に聞く「飲酒時の緊急対応」　飲酒時に緊急呼び出し、診療しますか？（2017/08/23）

先輩医師から一言

酒は災いの元。病院の公式行事の宴会もなるべく避けるべし。
（50歳代病院勤務医、一般内科）

酒を飲んでもいいが、酒の影響で仕事ができなかったり、遅刻するのはみっともない。
（40歳代病院勤務医、小児科）

116

宴会のお作法②

お作法ランク A

二日酔いになるほど酒を飲まない

酒は飲んでも飲まれるな──。そんな格言を何度も聞かされていても、それでも飲み過ぎてしまうのが酒だ。特に宴会では、場の雰囲気も手伝って、ついつい飲み過ぎてしまい、翌日、二日酔いに悩まされるなんてことも。

そんなあなたも、もう立派な社会人。どんなにキツイ二日酔いでも、今日も朝からカンファはあるし、患者さんの前に立たなくてはいけない。

「ウコンの力」「ヘパリーゼ」が人気

では、先輩医師たちは、飲み会の前にどんな対策を講じ、二日酔いになったらどう対処しているのだろうか。日経メディカル Onlineが行った医師を対象とした調査（医師879人が回答）の結果を見てみよう。

回答者のうち、忘年会や新年会などの酒席で、何らかの二日酔いの対策を講じたことがある医師は35％ほどだった。対策としては、「市販薬やサプリメントを活用している」医師が12％、「飲み方を工夫する」が20％、「料理を食べるようにする」が11％だった。

「飲み方の工夫」については、飲む量を調節するために「最初から飲む量を決めておく」「水やノンアルコールを途中ではさむ」「午前0時以降は飲まない」などの方法が挙がった 表1 。ぜひ、参考にして自分に合った、二日酔いにならない飲み方を習得したい。

なお、二日酔い予防に市販薬やサプリメントについては、多かったのは「ウコンの力」などのウコンが入った飲料、「ヘパリーゼ」ブランドの市販薬、漢方薬の「五苓散」など。このほかには「ハイチオールC」「ソルマック」「大正漢方胃腸薬」

表1 医師が挙げた二日酔いを防ぐ飲み方の工夫

- 飲み過ぎないようにする
- 最初から飲む量を決めておく
- 後半はノンアルコールにする
- 午前0時以降は飲まない
- 水、ソフトドリンク、ノンアルコールビールなどを途中で適宜飲む
- ゆっくり飲む
- 飲み会の前に食べ物をあらかじめ摂取する
- ちゃんぽんを避ける

「H_2ブロッカー」なども挙がった。

では、二日酔いの朝を迎えてしまったら、どうしたらよいのか。

二日酔い対策として挙がったのは、「水分摂取」がダントツ。他に、予防対策と同様の飲料やサプリメントも挙がってはいたが、いずれにせよ特効薬はなさそう。やはり、お酒の量を自分でセーブするしか、解決策はないようだ。

●参考資料

日経メディカル Online：医師880人に聞く◎二日酔い対策 二日酔い対策には医師もウコン（2014/12/08）

先輩医師から一言

今まで数回後悔しています。（30歳代病院勤務医、一般内科）

若かりし頃だが、自分で翌朝点滴したことがある。（50歳代病院勤務医、脳神経内科）

二日酔になって仕事ができないほど飲んではだめです。社会人として当然。二日酔いでも仕事できる程度ならたまにはいいかも？（30歳代病院勤務医、病理科）

二日酔いになるほど飲まない。特に術前日は。（40歳代病院勤務医、泌尿器科）

二日酔いで、オペ中に脳貧血で倒れひんしゅくを買ったことがあり、以後酒は飲まなくなりました。（60歳代開業医、産科・婦人科）

117

宴会のお作法③

お作法ランク B

座る位置に気を付ける

学生時代の仲間うちの宴会では、ほとんど気にすることはなかっただろうが、上司や先輩医師がいるような宴会では、席次（座る位置）に十分注意したい。

入り口から一番遠い席が上座

基本的な考え方は会議室と同じで、入口から遠い奥の方が上座だ（本書、お作法065参照）。ただし、人数が多く長いテーブルに向かい合わせで座る場合、入口から遠い側の中央の席が一番良い席、つまり一番エラい人（または年長者）が座る席となる。次がその向かい側で、その次は入口から遠い方の奥、その向かい側……と続く 図1左 。また、役職が上の人や年長者に奥の席に並んで座ってもらうというパターンもある 図1右 。

円卓の場合には、一番奥が上座、向かって右隣り、左隣り……と続く 図2 。歓迎会などで下っ端の自分が主役である場合、上座に座るように勧められることがあるが、その際には遠慮せずに上座に座らせてもらって構わない。そうでない場合で、自分が最も年下だったら、図2 のような円卓であれば、⑧の席に座るようにしよう。

幹事として、遅れないように早く出発して、宴席に一番乗り。そこまではOKだが、誰もいない宴席で、うっかり上座に座って皆さんを待っているようでは最悪だ。上座、下座をしっかり覚えて、楽しく宴会幹事を乗り切ろう。

図1 宴会での席次

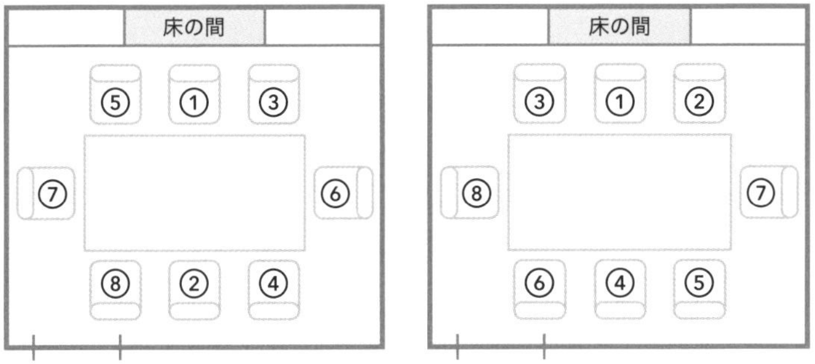

図2 円卓の場合の席次

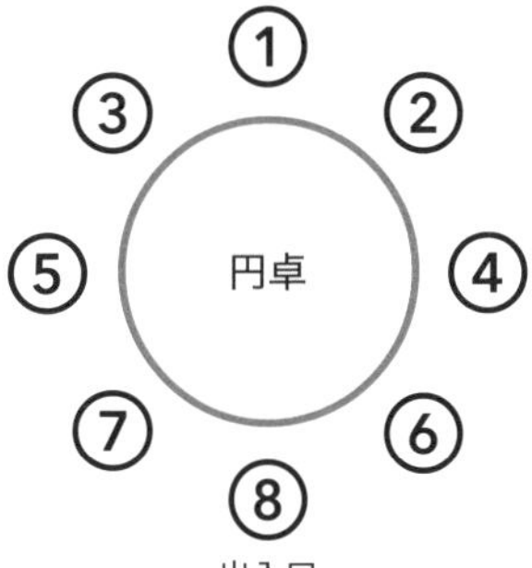

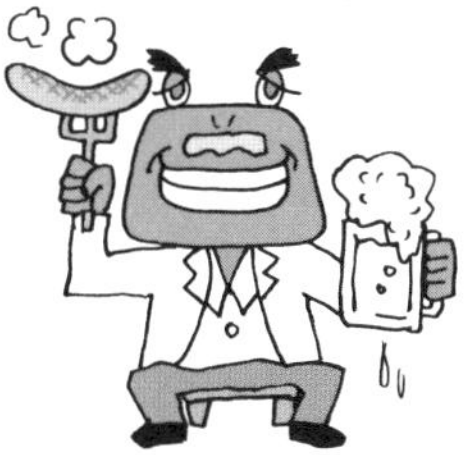

●参考資料

1) 金森たかこ, 西出ひろ子『入社1年目ビジネスマナーの教科書』(プレジデント社、2018年)

2) 石川和男『仕事の超基本』(朝日新聞出版、2019年)

先輩医師から一言

社会人としての常識。しっかりやっておかないと非医師との付き合いで失敗することになりかねない。（50歳代開業医、産科・婦人科）

118

宴会のお作法④

お作法ランク B

飲み会での「今日は無礼講で」を真に受けない

飲み会で、上の人から「今日は無礼講で」と言われることがある。だが、学生時代の飲み会とは違い、職場での飲み会はオフィシャルな社交場であると心得て、節度ある態度で臨もう。

特にやってしまいがちなのが、上司や先輩の「無礼講」という言葉を真に受けて、日頃の積み重なったストレスや不満を飲み会でぶちまけてしまうこと。お酒が入ったときの愚痴は、暴言になりがち。しかも、飲むにつれてどんどん調子に乗ってしまいかねない。科や病院の問題点などを取り上げ、持論を展開してしまったりすると、上司との関係が後々まで気まずくなってしまうことがある。

その場にいない人に対する愚痴や悪口もご法度だ。冗談めいたものでも不快に感じる人は多い。また、聞いている人たちは、ほかの場所で自分も同じように言われているのではないかと思うだろう。その場をシラけさせてしまうだけでなく、人間性まで疑われることになりかねない。自分ではほとんど覚えておらず「酒の席だから…」と思っていても、周りはしっかり覚えているものだ。

取り分けやオーダーする際も配慮を

「無礼講」という言葉を鵜呑みにせず、周りにも気を配りたい。大皿で料理が供された場合は、若手が取り分ける役を買って出て、まず上司や先輩の皿に取り分ける。決して自分の分を先に取り分けてはいけない。

「各自で取るように」と上の人が言って先に取るよう勧められた場合は、遠慮せずに自分の分を取る。その際、他の人の分を考えつつ少し控えめな量を皿に盛る。「お先に失礼します」「お先にいただきました」といった言葉も添えたい。

飲み放題プランなどでは、2杯目、3杯目…となっていくとそれぞれ個人で頼むようになっていくが、その場合も周りの人たちの状況を見ながら、「先生、どうされますか」などと声を掛けるなど、常に気遣いを忘れないようにしよう。

お酒が飲めない人や飲みたくない場合には、お酒を断ることは悪いことではない。ただし、飲み会の席でのノリは大切にしたい。飲んでいる人たちの雰囲気を壊さないようにし、その場を楽しく盛り上げるために笑顔でいたり、積極的に話題を振るといった配慮がほしい。

忘年会などの大イベントでは、若手に突然、余興ネタが振られることも。そんなときのために、簡単にできる余興を密かに用意しておこう。指名されたときに恥ずかしがったり、断固として断る態度を取ったり、やる気のない態度を見せると会場のテンションを落としかねない。余興の出来の良しあしよりも、潔く立ち上がり、堂々とネタを披露することが高感度アップにつながる。スベったら、「ほら、スベったじゃないですか」といって笑いを取るくらいの度胸を見せよう。

そして言うまでもなく、飲み過ぎには注意だ。途中からトイレにこもりっきりになってしまったり、途中で寝てしまったりはご法度だ。ましてや翌日、体調を壊して休んでしまったり、寝坊して遅刻をするなんてことは絶対に避けたい。自分の飲める上限を把握して、節度ある飲み方を心掛けよう。

先輩医師から一言

偉い先生ほど「無礼講で」と言うが、偉い先生ほど閻魔帳を持っている。
（50歳代病院勤務医、小児科）

無礼講っていう人ほど、実は上下関係にうるさい。
（50歳代病院勤務医、脳神経内科）

無礼講なんてものは存在しないと考えるべき。
（50歳代診療所勤務医、一般内科））

痛い目に合う。
（50歳代病院勤務医、一般内科）

信じるととんでもないことになることもあります（経験者）。
（60歳代開業医、腎臓内科）

アルバイトをしたときには確定申告が必要

給料を、1カ所からしかもらっていない場合、給与年収が2000万円以下であれば、確定申告の必要はない。通常、扶養家族数と給与額に応じ、毎月の給与支払い時に税金が天引きされ、12月に年末調整が行われて納税が終了する。

しかし、アルバイトで年間20万円以上を、別の施設から受け取った場合には、確定申告する必要が生じる。確定申告は納税者の義務だ。トータルで年収が1500万円くらいまでの人の場合は、確定申告することで払い過ぎた税金が戻ってくる可能性もあるので、面倒くさがらずにやろう。

なお、確定申告は住宅ローン控除を受ける際にも必要となる。また医療費(自己負担分)が年間10万円を超えた場合も確定申告で控除を申告することでお金が戻ってくる。

確定申告の時期は毎年2月16日から3月15日(土日祝日に当たる場合は、ずれる)。国税庁のウェブサイト「確定申告作成コーナー」から、税金が自動計算できるようになっている。指示に従って入力していくだけで簡単に作成できるのでお勧めだ。

始める前に、主たる勤務先とアルバイト先全ての源泉徴収票を手元に用意しておこう。源泉徴収票は、多くの場合、1月中、遅くても2月上旬には送られてくる。もし届かなかったらアルバイト先の経理担当部署に確認してみよう。

国税庁のサイトから直接、電子申告することもできるが、そのためには市町村が発行するマイナンバーカードによる電子証明が必要となる。カードを持っていない場合は、ウェブ上で作成した書類をプリントアウトして税務署に持参するか、郵送するとよい。

表1　確定申告をしなければならないケース

1）給与年収が2000万円を超える場合
2）給与以外に他の所得（パートではなく、不動産の賃貸や株式投資による収入があるなど）がある場合 主となる給与以外に、給与・退職金以外の収入がある場合で、その所得（収入から経費を差分した学）が20万円を超える場合
3）2カ所以上から給与の支払いがある場合 主となる給与以外に、アルバイトなどの給与収入がある場合で、その給与の合計額（年間）が20万円を超える場合

●参考資料

『医者のひみつ　日経メディカルCadetto愛蔵版』（日経BP、2015年）

先輩医師から一言

納税の義務は守らないといけません。（40歳代病院勤務医、放射線科）

何も考えていなかったが、後から追徴されたことがある。（50歳代病院勤務医、循環器内科）

上司の命令で他医療機関の当直。所得税は当然源泉徴収。社会人になったばかりで税制に疎く、2カ所以上からの所得がある場合に確定申告が必要なことを知らなかった。税務署から通知があり、申告・追徴課税および無申告加算税納付を行いました。（50歳代病院勤務医、一般外科）

バイトをしたら確定申告をしなければならない。後で泣きを見ないようするために。（60歳代病院勤務医、リハビリテーション科）

毎年医局に一人はいる。指導医の立場でチュートリアルしたい。（30歳代病院勤務医、総合診療科）

毎年新人の確定申告で大変な思いをしている先生を見かけます。（30歳代病院勤務医、泌尿器科）

120

バイトのお作法②

お作法ランク C

製薬企業からの講演謝礼は名前が公表される

製薬企業から依頼されて講演をしたり原稿を書くと、講演料や原稿料などが支払われる。その場合、個人名や所属機関、金額などが、製薬会社のホームページ上に公開されることを知っておきたい。

開示対象となるのは「原稿執筆料等」に分類される講演会の講師謝金や原稿執筆料・監修料、コンサルティングなどの業務委託費だ。学会でのランチョンセミナーや、製薬会社の主催や共催で行われる地域の医療者向けの勉強会などで講師を務めた際の講師料なども含まれる。

これは、日本製薬工業協会（製薬協）の「企業活動と医療機関等の関係の透明性ガイドライン」（以下、透明性ガイドライン）に基づくもの。透明性ガイドラインは、製薬企業から医師や医療機関、大学などへの資金提供の流れを透明にすることを目的に作られた。透明化することで製薬企業と医療機関・医師の関係を健全に保つことが目的だが、金額が開示され、世間の好奇の目にさらされることを嫌がる医師も少なくない。

癒着がないことを示すためにも必要

この制度ができた2014年に日経メディカルが医師たちに調査をしたところ（有効回答数1890人）、講演料や原稿料などの金額や個人名を開示することについて、「賛成」が41.9％、「反対」が22.6％、「分からない」が35.6％だった。「賛成」が「反対」を倍近く上回る結果となったが、「分からない」も3分の1以上となり、医師の間でかなり考えが異なることがうかがえた。

賛成と答えた医師で多かったのは、「不透明な金銭の流れは時代にそぐわな

表1 講演料などの金額や個人名の開示に対する意見

「賛成」と答えた理由

- 後ろめたいお金ではなく、正当な報酬なのだから、公表されても問題ないはず。（50歳代男性、内科勤務医）
- 金額や件数が開示されることで、癒着やもたれかかりをある程度抑制できる。（60歳代男性、消化器内科勤務医）
- 公開されるのが嫌なら受けなければよい。医学において透明性という信頼は必要。（50歳代男性、内科勤務医）

「反対」と答えた理由

- 大した額でもないのに、悪意を持って報道されることがある。（30歳代男性、小児科勤務医）
- 開示されることで、特定のメーカーから原稿執筆料が多く支払われていれば、何もなくてもメーカーとの癒着があると誤解を受ける可能性がある。（40歳代男性、精神科勤務医）
- 個人情報保護法に違反するのでは？税金で行っているのではないのだから、政治家などと同じように考えるのはおかしい。（30歳代男性、皮膚科勤務医）

い」「時代の流れとして、やむを得ないと考える」など、情報開示は社会からの要請だとする意見だ。医師と製薬企業による臨床研究不正が問題になったことなどから、「製薬会社と医師との癒着がないことを説明するためにも必要だ」とする意見も多かった表1。

一方、反対と答えた医師の意見としては、「大した額でもないのに、悪意を持って報道されることがある」など、世間から誤解を受けることを危惧する声が目立った。また、「研究費や寄附金は公表すべきだが、原稿料や講演料は当然の対価であり、開示は不要だと思う」というように、研究費や寄付金と個人に支払われる原稿料や講演料は、分けて考えるべきだという意見もあった。

賛否はともかく、製薬会社から謝礼をもらう際には、公開されることを知っておこう。「こっそりアルバイト」と思っていても、バレる可能性は高いのでお覚悟を。

●参考資料

日経メディカル Online：医師1890人に聞く「ご存じですか？透明性ガイドライン」（2014/09/18）

121

バイトのお作法③

お作法ランク C

原稿や講演を頼まれたらあらかじめ謝礼を確認する

提案者 Dr.K（勤務医、個人投資家）

医師になると、学会の関連団体や医学系出版社から雑誌に載せる原稿を依頼されたり、様々なところから講演を依頼されたりする。その際、「依頼書」なるものが送られてくることが多い。そこには、企画の趣旨やテーマ、文字量、締め切りなどが記されているが、肝心の報酬のことが書かれていないことも、結構な頻度である。「弊社規定による」などといったアバウトな条件が平気で書かれていることもある。

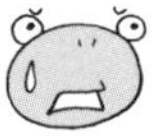

フタを開けてみたら雀の涙なんてことも

医学雑誌の場合、その企画を監修する医師からオファーが来ることが多く、「医局の先輩や大御所に依頼されたので断るわけにはいかない」と、原稿料を確認せずに1万字レベルの原稿を書いて、フタを開けてみたら雀の涙ほどの原稿料なんてことも、当然あり得る。

日本は、お金については後回しにする風習が定着している。就職・転職活動においても、「委細面談、当院規定による」という文面だけで想像しなければならない場面が多い。面談に行くかどうかを判断するから、まずはその規定を教えろと思うのだが……。

そこで、若手医師のみなさんにぜひ知っておいてもらいたいのは、「お金の話こそ、後回しにするのではなく、一番先にすることが肝心！」ということだ。ボランティア精神で原稿や自分の時間を捧げたい人はそうすればよい。しかし、そうしたくない人は、まずそのタスクがどのくらい時間がかかるもので、時間当たりの報酬がどのくらいになるのかをイメージすべきだ。

例えば、医師に対するインタビューといえば、調査会社のリサーチ活動の場合、基本的に対面1時間3万円、電話1時間1万円程度と相場が決まっている。医師向け情報サイトのアンケートも、かかる時間に応じてもらえるポイントが決まっている。医学雑誌の原稿の場合、ページ数に応じて原稿料が定められていたり、4000字で1万円などのように出版社内で文量に応じた内規がある。

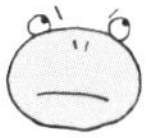

報酬だけで決めるわけじゃない。だけど…

もちろん、人は値段だけで仕事を受けるかどうかを決めるわけではない。報酬が安くても面白い仕事なら引き受けるかもしれないし、時間があれば引き受けるかもしれない。自分にとってメリットがありそうなら、無料でだって引き受ける場合もあるだろう。

しかし、相手の労力に見合った報酬を決めるとか、報酬を前もって示すとかいった最低限の「礼儀」を持たない出版社やマスメディアは少なくない。そして、出版業界・マスメディアに疎い医師は、比較的搾取される側に回りやすい。何かの依頼を受けたときには、まず報酬がいくらかを確認しよう。

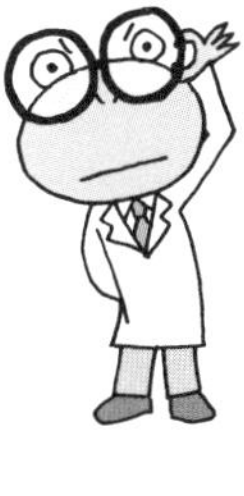

●参考資料

日経メディカル Online：Dr.Kの「医師のためのバリュー投資戦術」◎その和文総説、原稿料は適正ですか?（2020/01/24）

122

SNSのお作法①

お作法ランク A

匿名のSNSであっても患者のことは書き込まない

所在不明だった学生時代の友人と連絡が取れるようになったり、憧れのあの先生と「友達」になれたり、世界中から情報が得られたりと、さまざまな可能性を持つソーシャル・ネットワーキング・サービス（SNS）だが、使い方を一歩間違えれば大問題となることもある。使い方には細心の注意を要する。

特に配慮したいのは、自ら情報発信する場合だ。言うまでもないことだが、「患者の個人情報は書き込まない」は肝に銘じて徹底したい。さすがに、患者の実名や写真を載せることはしないだろうが、うまくマスクしたつもりでも、分かってしまう場合がある。「昨日、こんな患者が来て、こんなことが起こった」といった書き込みは、自分は匿名で、情報の公開範囲を限定する（閲覧者を限定する）などしていても、避けた方が無難だ。何かの拍子に、患者が特定されてしまうと、個人情報の流出と見なされる可能性があり、訴訟となるリスクすらある。過去に「Jリーグ選手のカルテを見た」とツイートした病院職員が、個人名や勤務先を特定され、処分されたケースもある。

知っている人にしか公開していないから大丈夫だと思っていても、つながっている人のプライバシー設定などによって、自分の意図しない範囲まで情報が広まってしまうこともある。くれぐれも患者情報の投稿は控えたい。

●参考資料

日経メディカル Online：Cadetto特集◎医師生活、はじめて大全 Vol.11【ソーシャルメディア】 個人情報の書き込みは絶対NG（2014/04/14）

先輩医師から一言

学生気分を払拭して職業人の規律を守ること。それができないなら医師をやめるべし。
（60歳代病院勤務医、一般内科）

匿名のSNSであっても患者のことを書き込むのはNG。簡単に匿名は暴かれます。
（50歳代病院勤務医、循環器内科）

SNSに記事をコピペしてはいけない

今やコミュニケーションツールとして無視できない存在のSNSだが、その使い方には注意すべき点が幾つかある。まず、インターネット上にある写真や画像を、自分のSNSに投稿することだ。Webサイトに掲載されている画像や記事は、全て誰かが著作権・肖像権を有していると考えた方が無難だ。Facebookなどに、メディアの記事をコピペしているものをときどき見かけるが、実は違法だ。記事をシェアしたいなら、その記事のURLを貼りつけるようにしよう。

自分で撮影した写真や動画をアップする際には、相手の許可を取ってから投稿すること、そして他の人が写り込んでいないかにも注意を払う必要がある。

さらに、「友達」以外は見られないようにするなどプライバシー設定に配慮しつつ、内容にも配慮が必要だ。例えば、「ややこしい患者の対応に手こずった」「帰ろうと思った瞬間に急患が飛び込んできて、カンベンしてくれと思った」などといった表現は、不快に感じる人もいる。悪意がなくても、患者に関する感情の吐露はしないほうがよいだろう。また、差別につながるような発言も絶対に避けたい。書き込んだ内容が許容範囲内かどうかは、受け手によっても異なるもの。「少しでも迷ったら、書かない」が正解だ。

実名で公開している場合には、患者から「友達」申請が来ることも考えられる。過去の日経メディカルの調査では、SNS上で「患者と交流している」のは利用者の1割以下とごく少数で、患者からの「友達申請」は承認しないという意見が多かった。患者とは適切な距離を保つのが原則（本書、お作法009参照）。SNS上の付き合いにも十分気を付けたい。

●参考資料

日経メディカル Online：医師1701人に聞く「SNSを使っていますか？」Vol.1（2014/04/02）

病院ではコレが常識！

医師のお作法123

2020年3月30日　初版第1刷発行

編　　集　日経メディカル（田島 健）
編集協力　坂井 恵、ナレッジリング
発 行 者　原田 衛
発　　行　日経BP
発　　売　日経BPマーケティング
〒105-8308
東京都港区虎ノ門4-3-12

イラスト　やまもと 妹子
デザイン　LaNTA
印刷・製本　大日本印刷株式会社

ISBN978-4-296-10566-3

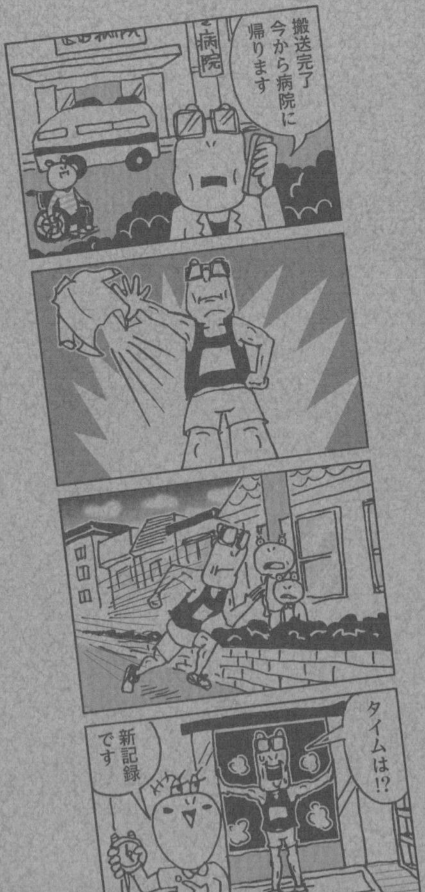

➡P.116へ